全国中医药行业高等教育"十三五"创新教材

中药药理学实验教程

（第二版）

（供中医学、中药学、中西医临床医学专业用）

主　编　王鑫国（河北中医学院）
副主编　（以姓氏笔画为序）
　　　　任艳青（河北中医学院）
　　　　刘　姣（河北中医学院）
　　　　李　清（河北中医学院)
　　　　何颖娜（河北中医学院）

中国中医药出版社
·北京·

图书在版编目（CIP）数据

中药药理学实验教程/王鑫国主编 . —2 版 . —北京：中国中医药出版社，2017. 3（2024.9重印）

全国中医药行业高等教育"十三五"创新教材

ISBN 978 - 7 - 5132 - 4053 - 6

Ⅰ . ①中… Ⅱ . ①王… Ⅲ . ①中药学 – 药理学 – 实验 – 中医药院校 – 教材
Ⅳ . ①R285 – 33

中国版本图书馆 CIP 数据核字（2017）第 035959 号

中国中医药出版社出版

北京经济技术开发区科创十三街 31 号院二区 8 号楼
邮政编码　100176
传真　010 64405721
北京盛通印刷股份有限公司印刷
各地新华书店经销

开本 787 × 1092　1/16　印张 12.5　字数 281 千字
2017 年 3 月第 2 版　2024 年 9 月第 5 次印刷
书　号　ISBN 978 - 7 - 5132 - 4053 - 6

定价　36.00 元
网址　www. cptcm. com

服务热线　010 64405510
购书热线　010 64065415　010 64065413
微信服务号　zgzyycbs

书店网址　csln. net/qksd/
官方微博　http：//e. weibo. com/cptcm

淘宝天猫网址　http：//zgzyycbs. tmall. com

全国中医药行业高等教育"十三五"创新教材

《中药药理学实验教程》编委会

编写说明

中药药理学是在中医药理论指导下，运用现代科学技术和方法，研究中药与机体相互作用及作用规律的一门学科。为适应中医药创新发展人才培养的需求，充分体现知识、能力、素质的培养，本版教材遵循"以传统功效的验证为基础、以实验技能的提高为宗旨、以创新能力的培养为目标"原则，围绕高等中医药院校实验教学改革的主题，在对转变传统实验教育观念、更新实验教学内容、突出中药药理实验特点等问题进行积极探索的基础上编写而成，力求使其更具科学性和实用性。

本教材是在《中药药理学实验教程》（第一版）基础上修订而成，全书分为总论和各论两部分。总论部分系统介绍中药药理实验的相关知识，包括中药药理实验设计、中药样品制备方法、实验动物常识和常用仪器介绍等内容。中药样品的制备是中药药理实验的基础，受试样品的质量直接关系到实验结果的准确性和可重复性；实验动物常识部分，简要介绍实验动物的基本常识和实验技能，为学生顺利进行实验提供技术保证；正确使用仪器是取得准确实验结果的关键，常用仪器的介绍，可使学生了解其原理及使用方法，强化学生动手能力的培养。总之，总论部分对提高学生综合素质与创新能力具有重要的意义，可为学生将来从事中医药科学研究打下坚实的基础。

各论部分分为基础实验和综合性实验，在实验项目的选择上，既考虑各章节的重点与特点，又兼顾作为学生实验的可重复性，力求"全而不滥"。尤其在受试物选择方面，力求突出中药的优势和特点，结合中药配方颗粒研究取得的成果，本版教材部分实验项目选用了质量稳定的中药配方颗粒作为受试中药，避免了准备工作繁杂、实验重现性差、结果不明显等问题。在实验方法选择方面，结合多年教学实践，同时兼顾实验方法的可操作性。编写力求简便、实用，既可以作为高等中医药院校本科《中药药理学》的实验教学用书，还可作为医药院校相关专业大学生创新实验的参考用书。

　　上版教材在使用过程中发现一些不妥之处，本版教材做了修改和完善，希望读者和同行在使用过程中不断提出宝贵意见，以便再版时修订提高。

《中药药理学实验教程》编委会

2017 年 1 月

目 录

总　论

第一章　中药药理实验基本知识

第一节　中药药理实验的目的与要求

一、中药药理实验课的目的

中药药理实验是中药药理学教学的一个重要组成部分，是理论联系实际的重要环节，是巩固且加强学生对所学理论知识理解的重要途径，通过中药药理实验课的学习，可达到下列目标：

1. 通过实验课进一步理解并验证中药药理理论，掌握各类中药的主要药理作用和常用研究方法，将传统中医药理论与现代医学研究有机地联系起来。

2. 通过实验操作训练，正确掌握实验动物捉拿手法、给药技术、标记方法；掌握实验动物给药剂量折算方法；了解中药药理实验数据最基本的处理方法；熟悉实验方案的设计与实施、实验条件和实验方法的选择；熟悉常用仪器的性能与规范的操作，进而全面培养学生将来从事中药药理和中医药科学研究的基本技能。

3. 通过设计性、综合性实验训练，模拟中药药理研究的全过程，增强学生的创新意识、创新精神和独立工作的能力，培养学生在科学研究过程中的创新思维及严谨的科学态度、严密的工作方法和实事求是的学风。

二、中药药理实验的基本要求

为了保证实验教学的正常进行，创造良好的实验环境，进入中药药理实验室的学生应做到：

1. 遵纪守规　按时进入实验室，不迟到、早退和旷课；进入实验室必须穿白大衣；

实验期间要保持实验室的安静，不得高声喧哗、打闹，不准抽烟、随地吐痰、乱丢纸屑杂物，注意保持实验室和仪器设备的整齐清洁。

2. 提前预习　实验前要认真预习实验内容、明确实验目的和要求，熟悉实验的基本原理、方法、步骤，了解仪器设备的操作规程和实验动物的特性，做到心中有数，避免实验过程中出现忙乱和差错。

3. 善待动物　动物是人类的朋友，所以在中药药理实验过程中要善待动物，尽量减少动物的使用量；实验操作时要尽量减少动物精神上及生理上的恐惧和痛苦；必须要处死动物时，要采取安乐死措施等。

4. 注意安全　实验过程中要小心谨慎，防范触电、火灾、中毒等事故；动物捉拿时一定要戴防护手套，防止咬伤。发生意外情况要保持镇静，迅速采取措施（切断电源、气源、清洗伤口等），并及时报告指导教师。

5. 细心观察　严格按照实验教程进行实验，实验中要听从指导教师和实验技术人员的指导，认真仔细观察动物的反应，及时客观地记录实验现象及数据。

6. 做好善后　实验结束后要及时清洗所用器械、清理实验台、打扫实验室卫生、按规定进行仪器检查及保养、做好实验动物的尸体或器官的处理工作。并对实验结果认真分析，按要求撰写实验报告。

三、实验报告的撰写

实验报告是实验实施情况的总结报告。实验报告要客观地反映实验结果，不杜撰、修改数据，文字简练，书写工整，措辞科学、逻辑性强，并对实验结果客观地分析讨论。实验报告内容应该包括以下几个方面：

（一）实验名称

实验名称既可用实验教程上的题目，也可自己根据实验内容重新确定。

（二）报告人及时间

在实验报告中应注明实验者姓名、专业、年级、学号和实验日期。

（三）实验目的和原理

1. 实验目的　主要说明通过本实验将学习到的实验方法及需验证的理论。
2. 实验原理　简要介绍本实验中涉及动物模型制备原理、指标检测及受试物选择的理论依据。

（四）实验材料

注明实验所用的仪器、药品、动物等条件。实验条件应详细、明确，如仪器型号、厂家；试剂规格、厂家、批号、浓度；受试物名称、药物组成、规格、厂家、批号、制备方法、给药浓度、剂量等；动物的来源、品种、性别、体重等。

（五）实验方法

简明扼要写出实验的主要流程，如实验如何分组、给药途径、具体的观察指标及测定方法等。

（六）实验结果

实验结果应以实验室为单位进行处理、统计及分析，常用表达形式有：

1. 统计表　采取三线表的格式，表格应有确切恰当的标题，标题要有自明性；表格中实验组别、剂量等项目一般置于表格左侧，具体检测指标置于右侧。数据包括实测值和各实测值的统计数据，统计数据一般采用均数 ± 标准差（$\overline{X} \pm S$）的形式表示。

2. 统计图　统计图有柱形图、折线图、散点图等形式，图也同样应注明标题、计量单位。选用哪种图形，可根据实验数据的类型合理选用。

（七）结论与讨论

结论是运用专业知识对实验现象和取得结果进行的高度概括。讨论主要包括对实验结果的分析、实验中出现异常现象的分析、体会和建议等方面。

第二节　中药药理实验设计的基本知识

一、中药药理实验设计的重要性

实验设计是指实验者在实验前根据实验目的所拟定的实验计划或研究方案。实验设计是实验实施的依据，也是实验质量的重要保证。周密而完善的实验设计，能够合理地安排人力、物力和时间，保证实验过程的科学性和合理性，严格控制实验误差，获得准确而可靠的实验资料。

二、实验设计的基本原则

实验设计的三大原则：重复、随机和对照。

1. 重复　由于实验动物存在个体差异，常需多次重复实验方能获得可靠的结果，得出可信的结论。因此说，重复是保证科学研究结果可靠性的重要措施。重复包括两方面的内容：

（1）重现性　即在同样的条件下能够重复出相同的结果。可靠的实验结果无论何时、何地、何人操作均应做出一致结果。另外，重复实验还能了解影响实验的关键技术及实验的稳定性，至于重复次数应根据实验要求和性质而定。

（2）重复数　要根据实验结果，得出一个结论，必须有足够的样本数，当然样本数越多，得出的结论越可靠。但样本数越多，实验成本就会增大，甚至影响实验质量。因此在中药药理实验中规定了动物的基本例数：

①小型动物：计量资料每组 10 例，计数资料每组 30 例，如小鼠、大鼠。

②中型动物：计量资料每组 8 例，计数资料每组 20 例，如家兔、豚鼠。

③大型动物：计量资料每组 6 例，计数资料每组 10 例，如犬、猫。

2. 随机 是指随机遇而定。其目的是减少实验者主观因素的影响及偏性误差。实验中一切有可能影响实验结果的非研究因素都应随机处理，如动物分组、给药、检查、检测等。随机的手段可采用抽签法、随机数字表或计算器的随机数字键等。近年来提出"均衡下的随机"，即根据实验需要先将与研究因素密切相关的因素（如体重、血糖、血脂、血压等）由大到小或由小到大排列，分出不同层次，然后再分别对处于不同层次中的动物进行随机分组，使控制因素得到均衡化。

3. 对照 比较研究是中药药理实验最基本的方法。对照是比较的基础，没有对照就没有比较，没有鉴别。所以实验设计必须设立对照组。

设置对照组应遵循"齐同可比"原则。"齐同可比"是指对照组与实验组之间除了实验用中药、处理的不同外，其他一切条件如实验动物、实验方法、仪器、实验环境及时间等均应相同，实验动物的种属、品系、性别、窝别、年龄、体重、健康状况等也应尽量一致，以减少误差。

在中药药理实验设计时，可根据不同的研究内容，选择不同的对照形式，常用的对照是组间对照，组间对照主要有三种：

（1）空白对照 指用不给任何处理的正常动物进行对照观察。

（2）假处理对照 指除不实施真正的处理因素外，其他处理（麻醉、注射、手术过程等）一切相同，实验结果应为阴性结果。

（3）阳性对照 采用药典收载、同行公认、疗效确切的药物作为对照，实验结果应为阳性结果。根据中药药理作用的特点，中药药理实验最好同时设中药对照组和化药对照组。

三、实验动物的选择

为了保证实验结果的科学性和可重复性，必须选择标准化的及与实验目的相适应的实验动物。从某种意义上讲，选择适宜的实验动物是成功的关键之一，实验动物的选择一般应遵循以下原则：

（一）相似性原则

相似性原则是指利用动物与人类某些结构、机能、代谢及疾病特点的相似性选择实验动物。中药药理研究的根本目的是要揭示中药作用规律和作用机制，研究和开发中药新药。因此，在选择实验动物时应优先考虑的问题是尽量选择在组织结构、生理功能、疾病特征等方面与人类相似的实验动物。

（二）特异性原则

利用不同品种品系实验动物存在的某些特殊的结构、生理代谢机能和反应的特异性，可满足不同实验要求，达到预期的实验目的。如家兔对体温变化十分灵敏，适于解热和热原检查等实验；而小鼠和大鼠体温调节不稳定，则不宜选用；家兔的心血管系统，特别是血压不稳定，一般不适合做心血管系统实验，特别是降压实验；家兔、大鼠及小鼠无呕吐反应，故止吐实验不宜选择，宜选用家鸽、猫、犬等。

（三）适宜规格的原则

1. 年龄　实验动物的年龄（周龄）不同，生物学特性也有差异。在相同外界因素刺激下可呈现不同的反应和应激状态。如家兔出生后两周以上肝脏才有解毒功能，4 周后才能达到成年家兔的水平。一般实验应该选择成熟的青壮年动物为宜。

2. 体重　在饲育环境和营养水平相一致的条件下，实验动物的体重与年龄有一定的相关性，实验中可以根据体重选择符合实验要求的动物，但应注意，不同品种、品系的动物都有各自的生长曲线，实验时如无特殊要求，一般情况下选择小鼠 18～22g，大鼠 180～220g，家兔 1.5～2.5kg，犬 7～12kg。

3. 性别　同一品种或品系而不同性别的动物，对于外界刺激的反应不尽相同，因此许多实验在动物选择时还应该考虑性别问题，否则会给实验带来较大误差或导致实验失败。从统计学的角度来说，单一性别的动物比两种性别兼用者所得数据的离散度要小，可靠性要高。因此，除必须用雌性动物的实验外（如热板法测小鼠痛阈值，妇科及计划生育用药则必须采用雌性动物），其他实验一般均采用雄性动物。

（四）标准化原则

实验动物是活的实验材料，选用符合标准化质量要求的实验动物，是实现实验结果可靠性和权威性的重要前提。使用遗传背景明确或来源清楚的实验动物进行实验，是动物实验最基本的要求之一。实验中还应严格控制实验条件，包括诸如直接影响实验结果的环境因素、营养因素、实验室管理和操作程序等，这些虽非所选动物本身的质量问题，但是，如果不严格控制，即便动物质量和选择都没有问题，也不会取得理想的实验结果。

（五）经济易获性原则

在实验动物的选择中还要考虑所用实验动物的易获得性，宜选用价格便宜、饲养经济、容易获得的标准化实验动物，选择相匹配的实验条件与方法，力求方法简便、成本最低。

（六）政策法规

在动物选择中还需要充分考虑有关实验动物伦理道德及政策法规问题。包括"3R"原则，即采用 reduction（减少）、replacement（代替）、refinement（优化）手段以减少动物疼痛和不安。目前在国内外已被普遍关注和接受，它不但体现了对于实验动物的爱惜、保护和伦理道德，同时也体现了科学地进行动物实验的观念。

20 世纪 90 年代以来，我国颁布了一系列有关药品的管理规范。如 GMP（good manufacturing practice），即《药品生产质量管理规范》；GLP（good laboratory practice），即《药物非临床研究质量管理规范》等，其中均涉及有关实验动物的规定，应该参考执行。

四、实验方法的选择

(一)坚持中医药理论的指导

中医药学历史悠久，源远流长，经过了几千年的临床实践，每味中药从性味、归经、功能、主治、用法、用量、配伍、禁忌等，历代医家都有大量论述，这是十分宝贵的临床经验，也是最朴素最真实的记载。例如，黄芪益气、大黄泻下、附子温里等。因此，我们在进行中药药理实验设计时，可以从中得到很多启示。

(二)整体实验与离体实验相结合

整体实验以麻醉或清醒动物为研究对象，较为接近临床实际，所得实验结果可直接为临床所借鉴，也符合中医药特点。但整体实验结果易受体内神经调节、体液调节及其他因素的干扰。

离体实验主要以离体器官、组织、细胞为研究对象，能够排除体内各种复杂因素的干扰，直接进行观测，获得的实验结果准确、可靠，但实验体系缺少了机体完整统一的内环境和神经、体液的调控作用，与临床距离较远。

整体实验与离体实验是中药药理实验中的两大重要途径，二者既各有优势，又各有不足。考虑中医药学以整体观念为核心，重视整体的调控与调节，所以，在进行中药药理实验设计时，应以整体实验为主，离体实验为辅。

(三)采用"病"与"证"的动物模型

过去中药药理实验曾大量应用正常动物进行，也取得了许多宝贵资料。但也发现有些作用对正常动物反应不明显，而对病理模型动物反应敏感。如五苓散对健康人、正常小鼠及家兔均无利尿作用，但对有水代谢障碍的水肿患者或动物却有明显的利尿作用。中药有"寒、热、温、凉"四气，《素问·至真要大论》言："寒者温之，热者寒之。"《神农本草经》云："疗寒以热药，疗热以寒药。"所以研究中药的药理作用，更需要建立与临床一致的病理模型进行实验，以获得客观的结果结论。中药药理动物模型分为中药药理疾病动物模型、中药药理证候动物模型、中药药理病证动物模型三大类。

1. 中药药理疾病动物模型　根据现代病理生理观点，复制人类疾病动物模型，分为诱发性疾病动物模型和自发性疾病动物模型。诱发性疾病动物模型是研究者通过使用物理、化学、生物等因素作用于动物，造成动物组织、器官或全身一定的损害，出现某些人类疾病的功能、代谢或形态结构方面的改变。如发热动物模型、四氧嘧啶糖尿病动物模型、胃黏膜损伤动物模型等。自发性疾病动物模型是指实验动物未经任何有意识的人工处理，在自然情况下，发生染色体畸变、基因突变，并通过定向培育而保留下来的疾病模型，如无胸腺裸鼠、重症肌无力小鼠、青光眼家兔、高血压大鼠、肥胖症小鼠等。

2. 中药药理证候动物模型　是指在中医药理论指导下，运用藏象学说和病因病机理论，将中医证候特征在动物身上加以模拟复制而成。中药药理证候动物模型，自20世纪60年代邝安建立第一个类"阳虚"动物模型以来，已采用200多种方法，复制建立了肾虚证、脾虚证、肺虚证、心虚证、血瘀证、血虚证、肝郁证、寒证、热证、痹证、里实证、厥脱证、湿阻证、温病等多种证候动物模型。从目前看，中药药理证候动物模型的研究还远远不能满足中药药理学发展的需要，在选择时应考虑：

（1）中医证候动物模型的复制方法　中医诊治疾病的核心思想是辨证论治，所以复制中医证候动物模型是研究中药药理作用的重要手段。中医证候动物模型的复制方法一般有两类：一类是根据临床某些证候表现，采用多因素治病原则在动物身上模拟传统病因来复制，再用临床代表方剂反证，有效者亦称之为某证型的模型，如"脾虚"型、"阳虚"型等；另一类是复制西医某种疾病的模型，根据其病理状态，推测其符合中医某种证的模型，如将溶血性贫血称之为"血虚"模型或以高黏滞血症作为"血瘀"模型等。应该说前者较后者更有中医特色。

复制中医"证"的动物模型难度很大，因为中医的证是一个综合的证候群，它是疾病发生、发展过程中特定阶段的病理变化，是疾病的病因、病位及病机性质的概括，且临床多以症状学来反映，确切的客观指标尚在探索之中，即使客观表现如舌象、脉诊及神志等也不易在动物身上模拟出来。

（2）中医证候动物模型标准　判断中医证候动物模型的方法有两种：一种是根据病因、症状直接判断；另一种是根据代表方剂反证。从直接判断来看，由于低等动物皮毛与人有差别、语言不通，脉诊又不适于动物等，中医传统的望、闻、问、切诊察方法在动物身上难以体现，所以对于复制的中医证候模型成功与否，往往难以给予比较确切的判断。如近年来复制的肝郁模型，动物表现是易激怒、好斗咬人、进食量少、体重增加慢。这一模型按中医传统的辨证方法来衡量，仅从症状来看也难说就是中医的肝郁证，因为在症状方面还缺少胸胁满闷、善太息、脉弦等辨肝郁证的主要依据。从反证法来看，由于中医辨证施治具有高度的灵活性，而且对于相当一部分证候的治疗用什么方药至今还不完全统一，所以这一方法有待进一步深入探讨和充实完善。

3. 中药药理病证动物模型　包括两类：一类是将现代医学的人类疾病动物模型与中医证候动物模型嫁接，建立病证结合动物模型，如高脂性血瘀证动物模型、失血性贫血血虚证动物模型、感染性休克厥脱证动物模型等；另一类是在中医药病证理论指导下，把现代医学的辨病论治与中医学的辨证论治结合起来，中西汇通，建立中医病证结合动物模型。

五、给药剂量的确定

剂量的确定是中药药理实验设计的核心问题。剂量太小，作用不明显，剂量太大，又有可能引起不良反应。不同的动物用多大的剂量合适？对中药来讲，可供参考的信息不多，常用的方法是根据人临床用量折算到不同动物身上，折算的方法主要是按等效剂量折算。

$$D_B = K \cdot D_A$$

K 为折算系数，D_A 为 A 种动物剂量（g/kg），D_B 为 B 种动物剂量（g/kg）。

表1-1中列出了各种动物和人的等效剂量比值。如需将人的剂量（D_A）转换成动物剂量（D_B），就在B种动物所处的那一列下找到与人的那一行相交的折算系数，将剂量乘以折算系数，再乘上人的体重与B种动物体重的比值，即得B种动物的用药剂量。

例如，某中药制剂，人的临床剂量为Xg/kg，换算成大鼠的剂量：

大鼠的剂量 = Xg/kg × 0.018 × 70kg/0.2kg = 6.3Xg/kg

依此类推，我们还可以折算出小鼠、豚鼠等其他动物剂量。

小鼠的剂量 = Xg/kg × 0.0025 × 70kg / 0.02kg = 8.75Xg/kg

豚鼠的剂量 = Xg/kg × 0.031 × 70kg / 0.4kg = 5.42Xg/kg

家兔的剂量 = Xg/kg × 0.07 × 70kg / 1.5kg = 3.27Xg/kg

猫的剂量 = Xg/kg × 0.076 × 70kg / 2.0kg = 2.66Xg/kg

猴的剂量 = Xg/kg × 0.163 × 70kg / 4.0kg = 2.85Xg/kg

犬的剂量 = Xg/kg × 0.32 × 70kg / 12kg = 1.87Xg/kg

表1-1　人和动物间按体表面积折算的等效剂量比值

B 种动物		小鼠 (0.02kg)	大鼠 (0.2kg)	豚鼠 (0.4kg)	家兔 (1.5kg)	猫 (2.0kg)	猴 (4.0kg)	犬 (12kg)	人 (70kg)
A 种动物	小鼠	1.0	7.0	12.25	27.8	29.7	64.1	124.2	387.9
	大鼠	0.14	1.0	1.74	3.9	4.2	9.2	17.8	56.0
	豚鼠	0.08	0.57	1.0	2.25	2.4	5.2	10.2	31.5
	家兔	0.04	0.25	0.44	1.0	1.08	2.4	4.5	14.2
	猫	0.03	0.23	0.41	0.92	1.0	2.2	4.1	13.0
	猴	0.016	0.11	0.19	0.42	0.45	1.0	1.9	6.1
	狗	0.008	0.06	0.10	0.22	0.23	0.52	1.0	3.1
	人	0.0025	0.018	0.031	0.07	0.076	0.163	0.32	1.0

六、给药方式的选择

中药的给药方式可分预防性给药和治疗性给药。预防性给药需先给药几天，使受试中药在体内达到有效浓度后再进行造模处理，观察受试中药的预防作用。治疗性给药先制作动物模型，然后给予中药干预，观察受试中药的治疗作用，这种方式更符合临床。但中药的特点是起效缓慢、作用温和，有时治疗性给药，常难以获得预期结果，如体内抗感染实验，可以先给药几日后，再接种感染原，然后继续给药几日，观察中药的抗感染作用。所以，具体的给药方式可参考不同的实验目的、受试中药的特点、动物模型的特点灵活选择。

七、观察指标的确定

确定了动物模型及实验方法后，需要通过观察指标来客观准确地评价中药的药理作用。当然，研究的中药不同，采用的方法不同，观察指标亦不相同。随着现代医学及分子生物学的发展，新技术、新方法、新指标不断在中药药理研究中应用，可供选择的指标很多，在确定观察指标时，应该清楚，观察指标不是"越多越好，越新越好"，原则上应选择特异性强、敏感性高、重现性好，能客观定量的指标进行观察。例如，进行中药保肝实验时，可通过检测血清谷丙转氨酶、谷草转氨酶、碱性磷酸酶的变化来反映肝细胞膜通透性变化情况。

观察指标类型可分为三类：

1. 定量资料 指标可用可测量的数据或量的分级表示，如血压、尿量、体温、血液生化值等。

2. 定性资料 指标只能用全或无，阳性或阴性（有效或无效、死亡或生存、出现或不出现）表示。

3. 等级资料 指标有等级关系，如痊愈、显效、有效、无效，－、＋、＋＋、＋＋＋、＋＋＋＋等。

八、完全随机分组

完全随机分组是将每个实验对象随机分配到各组，通常采用随机数字进行完全随机化分组。先将实验动物编号，按预先规定，利用随机排列表或随机数字表产生的随机数字将实验动物分配到各组中去（用随机排列表进行分组时，各组例数相等；用随机数字表进行分组时，各组例数常不相等，故常用前者）。

（一）用随机排列表分组

例1-1：按完全随机设计方法将8只小鼠随机分配到甲、乙两组。

先将小鼠随意编为1、2、3、…、8号，再从随机排列表中任意指定一行，如第3行，依次将0~7之间的随机数字记录在小鼠编号下（遇7以上的数字应舍去）。按预先规定，将随机数字为奇数者分到甲组，偶数者分到乙组。分组情况见表1-2。

表1-2 用随机排列表分组举例（分2组）

动物编号	1	2	3	4	5	6	7	8
随机数字	1	2	0	3	7	4	5	6
组　别	甲	乙	乙	甲	甲	乙	甲	乙

随机分组的结果是第1、4、5、7号小鼠被分到甲组；第2、3、6、8号小鼠被分到乙组。

例1-2：按完全随机设计方法将12只大鼠随机分为甲、乙、丙三组。

先将大鼠随意编为1、2、3、…、12号，再从随机排列表中任意指定一行，如第21行，依次将0~11之间的随机数字记录在各编号下（遇11以上的数字应舍去）。按预先规定，将随机数字为0~3的大鼠分入甲组，4~7的大鼠分入乙组，8~11的大鼠分入丙组。结果见表1-3。

表1-3 用随机排列表分组举例（分3组）

动物编号	1	2	3	4	5	6	7	8	9	10	11	12
随机数字	8	4	7	0	11	1	5	3	6	10	9	2
组　别	丙	乙	乙	甲	丙	甲	乙	甲	乙	丙	丙	甲

随机分组的结果是第 4、6、8、12 号大鼠分入甲组，第 2、3、7、9 号大鼠分入乙组，第 1、5、10、11 号大鼠分入丙组。

（二）用随机数字表分组

例 1-3：按完全随机设计方法将 8 只小鼠随机分配到甲、乙两组。

先将小鼠随意编为 1、2、3、…、8 号，然后任意指定随机数字表的某一行某一数字开始。如自第 6 行第一个数开始，按横的方向抄录，得 16、22、…、43 等 8 个数。设定单数代表甲组，双数代表乙组，如表 1-4 所示。

表 1-4　用随机数字表分组举例（分为 2 组）

动物编号	1	2	3	4	5	6	7	8
随机数字	16	22	77	94	39	49	54	43
组　别	乙	乙	甲	乙	甲	甲	乙	甲

随机分组的结果是第 3、5、6、8 号小鼠分入甲组，第 1、2、4、7 号小鼠分入乙组。

例 1-4：将现有大鼠 12 只，随机分成 3 组。

将大鼠随意编号后应用随机数字表分配。如从第 14 行第 4 个数字开始，按斜角线抄下 19、12、…、30 等 12 个数字，每个数均用 3 除，用余数 1、2、3 分别代表甲、乙、丙组，结果分入甲组的大鼠 5 只，分入乙组的大鼠 3 只，分入丙组的大鼠 4 只。结果如表 1-5 所示。

表 1-5　用随机数字表分组举例（分为 3 组）

动物编号	1	2	3	4	5	6	7	8	9	10	11	12
随机数字	19	12	40	83	95	34	19	44	91	69	03	30
余　数	1	3	1	2	2	1	1	2	1	3	3	3
组　别	甲	丙	甲	乙	乙	甲	甲	乙	甲	丙	丙	丙

因 3 组动物数不相等，需将原归甲组的 5 只大鼠中的 1 只改分入乙组。可以用随机数字表继续按斜角线抄录一个数字——60。归入甲组的大鼠有 5 只，故用 5 除，余数为 0，可以视之相当于 5，就可以将第五只甲组大鼠，即编号为 9 的大鼠改为乙组。

随机分组的结果是：第 1、3、6、7 号大鼠分入甲组，第 4、5、8、9 号大鼠分入乙组，第 2、10、11、12 号大鼠分入丙组。

九、常用统计方法与统计软件

（一）量反应资料

量反应资料的统计分析最常用是两样本 t 检验，其典型公式：

$$t = \frac{|\bar{x}_1 - \bar{x}_2|}{\sqrt{\dfrac{S_1^2}{n_2} + \dfrac{S_2^2}{n_1}}} \qquad (d_f = n_1 + n_2 - 2)$$

其中 $\bar{x}$ 代表每一组的均数，S 代表标准差。

(二) 质反应资料

质反应资料的统计分析，通常采用以 χ^2（卡方）检验，以 2 行 2 列资料为例，其数据形式为四格表：

a	b	$a+b$
c	d	$c+d$
$a+c$	$b+d$	$a+b+c+d=n$

公式如下：

$$S^2 = \frac{(\,|\,a \times d - b \times c\,| - 0.5 \times n)^2 \times n}{(a+b)\,(c+d)\,(a+c)\,(b+d)}$$

式中 χ^2 读作卡方；a、b、c、d 代表四格表中的 4 个基本数值，n 是总例数。

附：t 值表与 χ^2 值表

表 1-6　t 值表

自由度	概率（P）			自由度	概率（P）		
	0.05	0.01	0.001		0.05	0.01	0.001
1	12.706	63.657	636.619	18	2.101	2.878	3.922
2	4.303	9.925	31.598	19	2.093	2.861	3.883
3	3.182	5.841	12.924	20	2.086	2.845	3.850
4	2.776	4.604	8.610	21	2.080	2.831	3.819
5	2.571	4.032	6.869	22	2.074	2.819	3.792
6	2.447	3.707	5.959	23	2.069	2.807	3.767
7	2.365	3.499	5.408	24	2.064	2.797	3.745
8	2.306	3.355	5.041	25	2.060	2.787	3.725
9	2.262	3.250	4.781	26	2.056	2.779	3.707
10	2.228	3.169	4.587	27	2.052	2.771	3.690
11	2.201	3.106	4.437	28	2.048	2.763	3.674
12	2.179	3.055	4.318	29	2.045	2.756	3.659
13	2.160	3.012	4.221	30	2.042	2.750	3.646
14	2.145	2.977	4.140	40	2.021	2.704	3.551
15	2.131	2.947	4.073	60	2.000	2.660	3.460
16	2.120	2.921	4.015	120	1.980	2.617	3.373
17	2.110	2.898	3.965	∞	1.960	2.576	3.291

表 1-7　χ^2 值表

自由度	概率（P）			自由度	概率（P）		
	0.05	0.01	0.001		0.05	0.01	0.001
1	3.841	6.635	10.828	16	26.296	32.000	39.252
2	5.991	9.210	13.816	17	27.587	33.409	40.790
3	7.815	11.345	16.266	18	28.869	34.805	42.312
4	9.488	13.277	18.467	19	30.144	36.191	43.820
5	11.070	15.088	20.515	20	31.410	37.566	45.315
6	12.592	16.812	22.458	21	32.671	38.932	46.797
7	14.067	18.475	24.322	22	33.924	40.289	48.268
8	15.507	20.090	26.125	23	35.175	41.638	49.728
9	16.919	21.666	27.877	24	36.415	42.980	51.179

续表

自由度	概率（P）			自由度	概率（P）		
	0.05	0.01	0.001		0.05	0.01	0.001
10	18.307	23.209	29.588	25	37.652	44.314	52.618
11	19.675	24.725	31.264	26	38.885	45.642	54.052
12	21.026	26.217	32.909	27	40.113	46.963	55.476
13	22.362	27.688	34.528	28	41.337	48.278	56.893
14	33.685	29.141	36.123	29	42.557	49.588	58.301
15	24.996	30.578	37.697	30	43.773	50.892	59.703

（三）常用统计软件

1. SPSS（Statistical Product and Service Solutions）统计软件 即"统计产品与服务解决方案"软件。SPSS 是世界上最早的统计分析软件，由美国斯坦福大学的三位研究生于 20 世纪 60 年代末研制。它最突出的特点就是操作界面友好，输出结果美观。它将多种功能以统一、规范的界面展现出来，用户只要掌握一定的 Windows 操作技能，粗通统计分析原理，就可以使用该软件进行统计分析服务。

SPSS 采用类似 EXCEL 表格的方式输入与管理数据，数据接口较为通用，能方便地从其他数据库中读入数据。SPSS 的基本功能包括数据管理、统计分析、图表分析、输出管理等等。SPSS 统计分析过程包括描述性统计、均值比较、一般线性模型、相关分析、回归分析、对数线性模型、聚类分析、数据简化、生存分析、时间序列分析、多重响应等几大类，每类中又分为多个统计过程，例如回归分析中又分线性回归分析、曲线估计、Logistic 回归、Probit 回归、加权估计、两阶段最小二乘法、非线性回归等多个统计过程，而且每个过程中又允许用户选择不同的方法及参数。SPSS 也有专门的绘图系统，可以根据数据绘制各种图形。SPSS 的输出结果美观，存储时采用专用的 SPO 格式，可以方便的转存为 HTML 格式或文本格式。

2. SAS（Statistical Analysis System）统计软件 是由美国北卡罗来纳州州立大学 1966 年开发的统计分析软件。SAS 是一个模块化、集成化的大型应用软件系统。它由数十个专用模块构成，功能包括数据访问、数据储存及管理、应用开发、图形处理、数据分析、报告编制、运筹学方法、计量经济学与预测等等。

SAS 系统可分为四大部分：SAS 数据库，SAS 分析核心，SAS 开发呈现工具，SAS 对分布处理模式的支持及其数据仓库设计。SAS 系统主要完成以数据为中心的四大任务：数据访问，数据管理，数据呈现及数据分析。

第二章　中药样品的制备

第一节　中药常用的提取方法

中药所含化学成分复杂，用不同提取方式制备的样品所含有效成分不同，样品制备总的原则是最大限度提取或保留中药活性成分，以便能客观、准确反映该中药的药理作用。

一、粗提物的提取方法

提取是采用适宜的溶剂和适当的方法，将所需中药有效成分尽可能完全地提取出来。常用的提取方法为溶剂提取法，包括煎煮法、浸渍法、渗漉法、回流提取法等。提取过程中药材的粉碎度、提取时间、提取温度、提取次数等因素会影响提取效率，可采用正交设计优化提取条件，常用的溶剂为水和乙醇等。

（一）煎煮法

煎煮法是将中药材或饮片加水煮沸，从而将中药成分提取出来的方法。操作时将中药材或饮片置煎煮容器内，加相当于药材量 5~8 倍的冷水浸泡 1~2 小时，煮沸 30 分钟，滤过；药渣再加 3~6 倍量水继续煎煮，煮沸 15~20 分钟，滤过。合并两次煎出液，水浴上浓缩至 1~2g 生药/mL 的药液备用。

（二）浸渍法

浸渍法是将适当处理过的中药材或饮片，用适当的溶剂在常温或温热（60~80℃）的情况下浸渍以溶出其中成分。操作时将中药材置于适当容器中，加入适量溶剂如稀醇、酸性醇等，密闭，时常振摇或搅拌，室温下浸提 1~2 天后，过滤。一般可重复提取 2~3 次，合并浸渍液，水浴上浓缩至 1~2g 生药/mL 的药液备用。

（三）渗漉法

渗漉法是将药材粗粉置渗漉筒内，使溶剂自上而下匀速流动，达到渗透浸取中药成分的一种浸出法。常用溶剂有不同浓度的乙醇、酸性乙醇、碱性乙醇等。操作步骤为浸润、装筒、排气、浸渍和渗漉，一般流速以 2~5mL/min 为宜。通常收集渗漉液为药材重量的 8~10 倍，回收乙醇，水浴上浓缩至 1~2g 生药/mL 的药液备用。

（四）回流提取法

回流提取法是用有机溶剂，用回流加热装置将中药材中有效成分提取出来的方法。将药材粗粉置于圆底烧瓶中，加入相当于药材量 5~8 倍的乙醇，加热回流 1~2 小时，趁热滤取提取液，药渣再回流 2~3 次，合并滤液，回收乙醇，浓缩至 1~2g 生药/mL 的药液备用。

二、各类总成分的提取

（一）总生物碱的提取

1. 酸水提取法　具有碱性的生物碱在植物体内以盐或游离碱的形式存在，一般不溶于亲脂性有机溶剂，用酸水提取则使生物碱以盐的形式被提出。方法为将中药粉末或饮片用 0.5%~1% 的乙酸、硫酸、盐酸或酒石酸等为溶剂，采用浸渍法、渗漉法提取。如要得到较纯的总碱，可通过下列方法纯化和富集生物碱：

（1）**离子交换法**　提取液通过强酸型（氢型）阳离子交换树脂柱，则生物碱盐阳离子交换在树脂上而与非生物碱类化合物分离。对于亲脂性生物碱可采用氨液碱化树脂，则生物碱从交换树脂上以游离碱的形式游离出来，树脂晾干后，再用亲脂性有机溶剂提取即得总生物碱；对于水溶性生物碱也可直接用碱水洗脱得游离碱。

（2）**萃取法**　将酸水提取液用碱液（常用氨水、石灰乳或石灰水等）碱化，使生物碱盐转变成游离碱，如沉淀，过滤即得总生物碱；如不沉淀，以适当有机溶剂萃取，回收溶剂，即得总生物碱。

2. 醇类溶剂提取法　甲醇和乙醇都是极性较大的溶剂，分子较小，易渗入到植物组织细胞内，游离生物碱及其盐类一般都能溶于甲醇和乙醇中，但由于甲醇毒性大，成本高，一般多用乙醇。用乙醇提取时一般采用浸渍法、渗漉法或加热回流提取法，具体方法是乙醇提取液回收乙醇后加稀酸水搅拌放置，滤过，溶液调成碱性后以适当的亲脂性有机溶剂萃取，回收溶剂即得含生物碱的浸膏。

3. 有机溶剂提取法　将中药材粉末用石灰乳、碳酸钠溶液或稀氨水等碱性溶液湿润，使所含生物碱游离，然后用三氯甲烷、乙醚、甲苯等有机溶剂按浸渍法或回流提取法提出总生物碱。

（二）总黄酮类的提取

黄酮类化合物在植物体内以苷或苷元的形式存在。在大多数情况下，用乙醇为溶剂可将苷或苷元提取出来。常用的制备方法有溶剂法、碱溶解酸沉淀法及聚酰胺吸附法。

1. 溶剂提取法　常用水、乙醇为溶剂，加热提取。提取液减压浓缩后先后以乙醚、乙酸乙酯萃取。在乙醚液中可能得到苷元，乙酸乙酯液中可得到黄酮苷或极性较大的苷元。

2. 碱溶解酸沉淀法　黄酮类化合物分子中一般含有较多酚羟基，呈弱酸性，故易溶于碱水而难溶于酸水中。利用此性质可用碳酸钠、稀氢氧化钠或饱和石灰水溶液加热提取。所得碱水提取液加盐酸等调节 pH 呈酸性后，滤取析出的沉淀或用三氯甲烷、乙酸乙酯等溶剂萃取即可得到总黄酮。

3. 聚酰胺吸附法　聚酰胺分子内含有许多酰胺键，可与酚类、醌类、硝基化合物等形成氢键。可利用此性质，先将提取得到的黄酮类化合物吸附其上，用洗脱力较小的水洗去糖等水溶性杂质，再用洗脱力较大的乙醇等将黄酮类化合物洗脱下来。

（三）挥发油的提取

挥发油具有挥发性并能溶于石油醚、乙醚等低极性有机溶剂中，可利用此性质进行挥发油的提取。

1. 水蒸气蒸馏法　将中药粗粉或饮片加水润湿浸泡后通入热水蒸气加热药材，使其中的挥发油与水蒸气一起挥发，经冷凝后馏出，收集馏出液，馏出液水油共存，形成乳浊液，可采用盐析法促使挥发油自水中析出，然后用低沸点有机溶剂，如乙醚、石油醚（30~60℃）萃取得挥发油。

2. 溶剂提取法　利用低沸点的有机溶剂如乙醚、石油醚（30~60℃）等连续回流提取或冷浸提取，提取液在低温下蒸去溶剂即可得粗挥发油。

（四）多糖类的提取

多糖可用热水提取，根据多糖性质的不同，有的也可用稀醇、稀碱、稀盐溶液或二甲基亚砜提取。多糖常与其他成分共存于中药中，可利用多糖不溶于乙醇的性质，在提取液中加乙醇、甲醇或丙酮使多糖从提取液中沉淀出来，达到初步纯化的目的，必要时再将此粗多糖用透析法、葡聚糖凝胶过滤法进行精制。

第二节　试剂及样品的配制方法

一、常用试剂及样品的配制方法

1. 水溶液　以蒸馏水或生理盐水为溶媒配制而成的溶液制剂叫水溶液。配制方法：试剂或中药样品加入适量蒸馏水或生理盐水溶解（稀释），定容即可。例如10%水合氯醛的配制：称取水合氯醛10g，加入适量生理盐水溶解，定容至100mL，即得浓度为10%的水合氯醛溶液；25%氨基甲酸乙酯的配制：称取氨基甲酸乙酯25g，加入适量生理盐水溶解，定容至100mL，即得浓度为25%的氨基甲酸乙酯溶液。

2. 混悬液　对于极性居中在水中与油中均不溶解的成分，可配制成混悬液。混悬液在中药药理实验中最为常用。配制时为保证样品的均匀性，常可加入助悬剂，实验室常用的助悬剂为羧甲基纤维素钠（CMC-Na）。0.5%羧甲基纤维素钠（CMC-Na）配制方法如下：称取5g CMC-Na加少量蒸馏水先润湿膨化调成糊状，再加入蒸馏水至1000mL，加热煮沸，不断搅拌至全部溶解，放冷即得。黄芪胶、吐温等也可作为助悬剂使用。例如连花清瘟胶囊（每粒装0.35g）混悬液的配制：称取胶囊内容物14g，置研钵中研细，然后加入适量0.5% CMC-Na研匀，转移至容量瓶中，定容至100mL，即配制成终浓度为0.14g/mL的混悬液。

3. 乳剂   对于与水不相溶的液体，可配制成以小液滴形式均匀分散在水中的乳剂，更易于吸收。常用的配制方法为：将脂溶性成分置乳钵或烧杯中，加入精制植物油、乳化剂（泊洛沙姆、吐温类、豆磷脂等）搅拌，然后缓缓加入蒸馏水，继续搅拌至形成分散均匀的乳剂。例如脂肪乳剂的配制：取猪油 20g 置烧杯中，在电炉上加热融化，加入 10g 胆固醇，溶化，再加入 2g 胆酸钠和 1g 甲基硫氧嘧啶，充分搅匀，然后放入 20mL 吐温 80、20mL 丙二醇及 30mL 蒸馏水，不断搅拌，待甲基硫氧嘧啶溶解后，冷却至室温，再加蒸馏水至 100mL，并充分混匀，即成 10% 胆固醇、20% 猪油、2% 胆酸钠和 1% 甲基硫氧嘧啶的脂肪乳剂。

4. 油剂   对于脂溶性成分，可用植物油为溶媒直接配制成一定浓度的油剂。油剂除口服外，还可以用作肌肉或皮下注射。例如 CCl_4 所致小鼠急性肝损伤模型中 CCl_4 油剂的配制：量取 CCl_4 溶液 0.5mL，加入适量豆油或花生油中，混匀，定容至 100mL，即得 0.5% CCl_4 油剂。

二、给药容量及所需药物浓度的计算

在中药药理实验中，除需确定试剂及样品的配制方法外，还应考虑所需药物浓度及实际给药量问题。下面通过实例举例说明：

（一）所需浓度的计算

实验中常需要根据药物剂量（g/kg 体重）和设定的给药容积（mL/kg 体重），计算出需要配制的药物浓度。

例：实验需要按 0.728g/kg 体重的剂量给大鼠灌胃通心络胶囊，灌胃容量按 10mL/kg 体重设计，需配制通心络胶囊的浓度是多少？

计算方法：0.728g/kg 体重相当于 10mL/kg 体重，即 10mL 混悬液应含通心络胶囊 0.728g，则 100mL 混悬液含通心络胶囊 7.28g。具体配制方法为：称取通心络胶囊 7.28g，置研钵中研细，然后加入适量 0.5% 羧甲基纤维素钠（CMC-Na）溶液研匀，转移至容量瓶中，0.5% CMC-Na 溶液定容至 100mL 即可。

（二）实际给药容量的计算

实验时还需在已知试剂或药物的浓度和已知的给药剂量（g/kg 或 mg/kg）情况下折算出动物实际给药的毫升数（mL），以便于给药。

例：大鼠麻醉：腹腔注射水合氯醛 350mg/kg 体重，水合氯醛浓度为 10%，对体重 200g 的大鼠，应注射多少毫升水合氯醛？

计算方法：10% 的水合氯醛溶液即每毫升含水合氯醛 100mg，350mg/kg 体重的剂量相当于 10% 的水合氯醛 3.5mL/kg 体重，即 0.35mL/100g 体重，则体重 200g 的大鼠，应注射的药量为 0.35mL×200g/100g=0.7mL。

第三章 实验动物常识

第一节 实验动物的分类

实验动物是指经人工饲育，对其携带的微生物实行控制，遗传背景明确或者来源清楚的，用于科学研究、教学、生产、检定及其他科学实验的动物。随着科学技术及实验动物研究的进展，生物医学研究使用的实验动物的数量与种群愈来愈多。为此，常根据动物的遗传学原理、微生物学控制原理等对实验动物进行科学分类。

一、按遗传学控制原理分类

从遗传学的观点来看，实验动物是遗传限定的动物。按基因纯合程度，实验动物可分为相同基因类型和不同基因类型两大类。相同基因类型包括近交系、突变系和杂交F1代动物。不同基因类型包括封闭群、杂交群中除杂交F1代动物以外的其他动物种群。

1. 近交系动物（inbred strain animals） 是指经至少连续20代的全同胞兄妹或亲代与子代交配培育而成，品系内所有个体都可追溯到起源于第20代或以后代数的一对共同祖先。

2. 突变系动物（mutant strain animals） 是带有突变基因的品系动物。具有突变基因的动物称为突变动物，将这些突变动物按照科学研究的要求进行定向培育，使培育成的动物符合实验要求，即为突变系动物。

3. 杂交F1代动物（hybrids） 杂交群是指由不同品系或种群之间杂交产生的后代。杂交F1代动物是由两个无关的近交品系杂交而繁殖的第一代动物，其遗传组成均等的来自两个近交品系，属于遗传均一且表现型相同的动物。

4. 封闭群动物（closed colony animals） 又称远交群，是指以非近亲交配方式进行繁殖生产的一个实验动物群体，在不从其外部引入新个体的条件下，至少连续繁殖4代以上。

二、按微生物学控制原理分类

通过微生物学的检查手段，按对微生物控制的净化程度，把实验动物分为无菌动物、无特定病原体动物、清洁级动物和普通级动物。

1. 普通级动物（conventional animal，CV）　是指不携带所规定的人畜共患病病原和动物烈性传染病的病原，这些病原包括微生物、寄生虫。

2. 清洁级动物（clean animal，CL）　除普通动物应排除的病原外，不携带对动物危害大和对科学研究干扰大的病原，这些病原包括微生物、寄生虫。

3. 无特定病原体动物（specific pathogen free animal，SPF）　除普通级动物、清洁级动物应排除的病原外，不携带主要潜在感染或条件致病和对科学研究干扰大的病原，这些病原包括微生物、寄生虫。

4. 无菌动物（germ free animal，GF）　无可检出的一切生命体。

第二节　动物实验基本技术

一、实验动物的捕拿和固定

在进行实验时，为了不影响动物的健康和便于观察指标，并防止被动物咬伤，首先要限制动物的活动，使动物处于安静状态，实验者必须掌握合理的捕拿固定方法。捕拿动物前，必须对各种动物的一般习性有所了解。操作时要小心仔细、大胆敏捷、熟练准确，不能粗暴，不能恐吓动物，同时要爱惜动物，使动物少受痛苦。下面按不同动物分述如下。

（一）小鼠

小鼠性情较温顺，一般不会咬人，比较容易捕拿固定。通常用右手提起小鼠尾巴将其放在鼠笼盖或其他粗糙表面上，在小鼠向前挣扎爬行时，用左手拇指和食指捏住其双耳及颈部皮肤，将小鼠置于左手掌心，无名指和小指夹其背部皮肤及尾部，即可将小鼠完全固定，见图3-1。在一些特殊的实验中，如进行尾静脉注射时，可使用特殊的固定装置进行固定，如尾静脉注射架或粗的玻璃试管等，见图3-2。如要进行手术，应先行麻醉再操作。如进行解剖实验则必须无痛处死后，固定于蜡盘再进行。

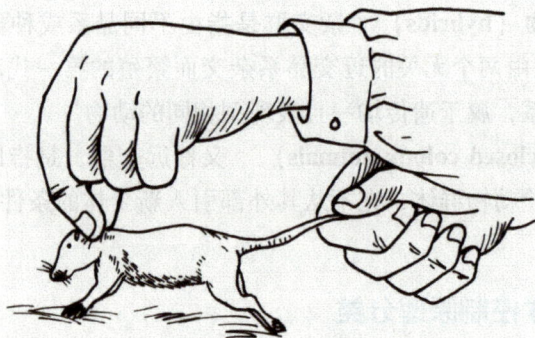

图3-1　小鼠的捕拿

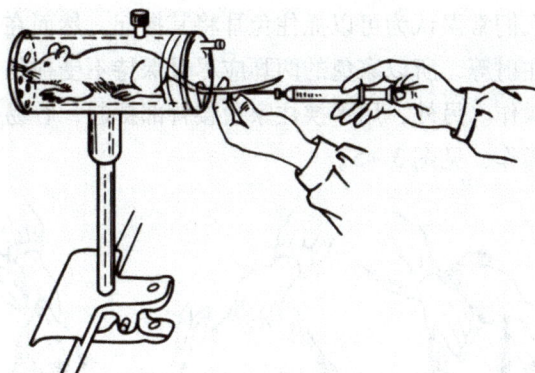

图 3 - 2　小鼠固定架固定

(二) 大鼠

大鼠的门齿很长，在捉拿方法不当，大鼠受到惊吓或被激怒时，易将实验者手指咬伤，所以不要突然袭击式地去抓它，而是在取用时轻轻抓住大鼠尾巴提起，置于实验台上。如要做腹腔注射或灌胃等操作时，实验者应戴上帆布手套，右手轻轻抓住大鼠的尾巴向后拉，但要避免抓其尖端，以防尾巴尖端皮肤脱落。左手拇指和食指握住大鼠颈部，注意用力适度，防止大鼠窒息，将大鼠尾巴夹在左手无名指和小指之间，即可将大鼠固定在左手中，右手进行操作，见图 3 - 3。

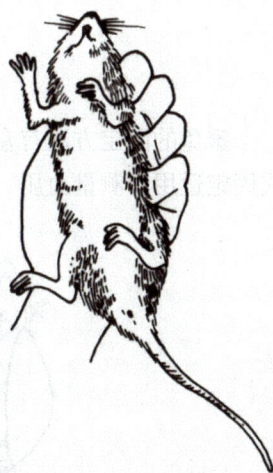

图 3 - 3　大鼠的捉拿

(三) 家兔

家兔比较驯服，不会咬人，但脚爪较尖，捉拿时应避免家兔在挣扎时抓伤皮肤。常用的捉拿方法是先轻轻打开笼门，勿使其受惊，随后手伸入笼内，从头前阻拦它跑动。然后一只手抓住兔的颈部皮毛，将兔提起，用另一只手托其臀部，或用一只手抓住背部皮肤提起来，放在实验台上，即可进行采血、注射等操作，见图 3 - 4。

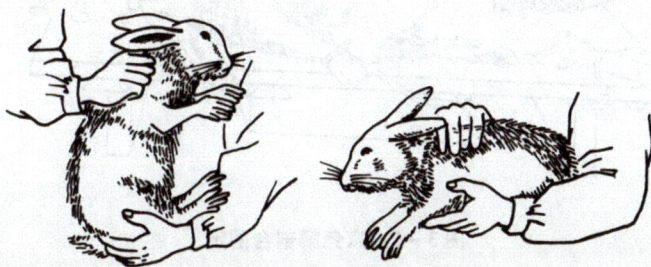

图 3 - 4　家兔的捉拿

因家兔耳大，故人们常误认为可以抓住兔耳将其提起，然而在中药药理实验中兔耳常被用于采血、静脉注射等，所以家兔的两耳应尽量保持不受损伤，因此抓取家兔耳朵的方法属于不正确的操作。另外，用手挟住家兔腰背部提起，容易伤及其内脏或损害其脊椎，也是不正确的操作，见图3-5。

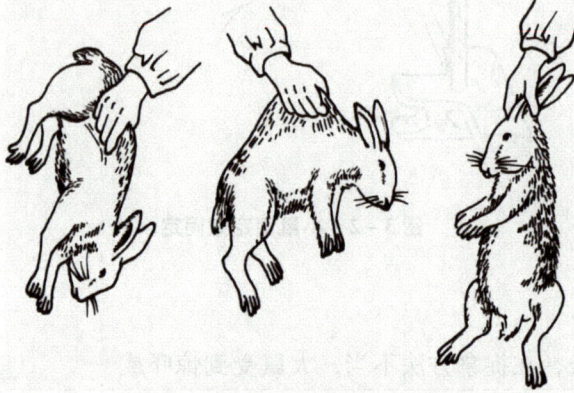

图3-5　错误的家兔捉拿方法

家兔的固定方法有盒式固定和台式固定。盒式固定适用于采血和耳部血管注射，台式固定适用于测量血压、呼吸和进行手术操作等，见图3-6、图3-7。

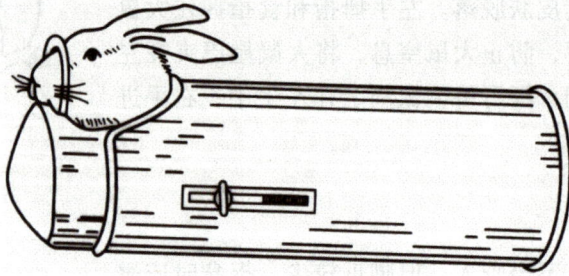

图3-6　兔头固定盒固定

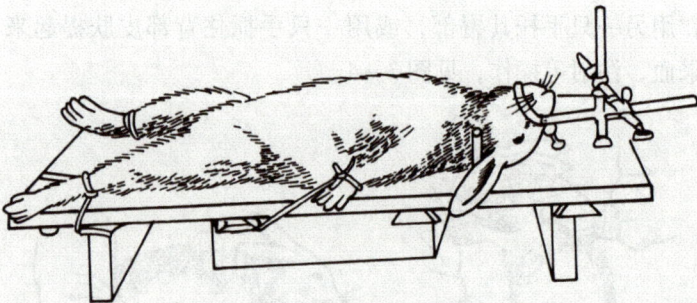

图3-7　家兔解剖台固定

（四）豚鼠

豚鼠胆小易惊，捉拿时必须稳、准、迅速。先用手掌扣住豚鼠背部，抓住其肩胛上方，将手张开，用手指环握颈部，另一只手托住其臀部，即可轻轻提起、固定，见图3－8。

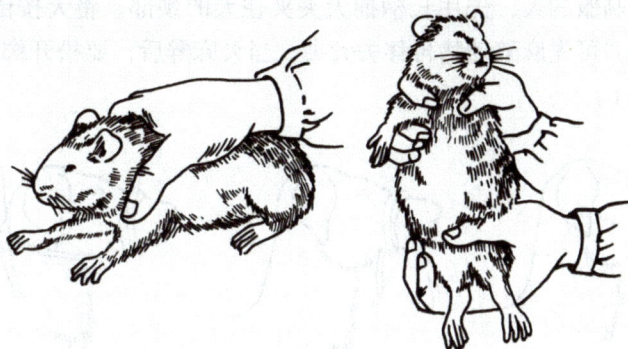

图3－8　豚鼠的捉拿

（五）蟾蜍

捉拿蟾蜍时，可先在蟾蜍体部包一层湿布，用左手将其背部贴紧手掌固定，把后肢拉直，并用左手的中指、无名指及小指夹住，前肢可用拇指及食指压住，右手即可进行实验操作。捉拿蟾蜍时不要挤压两侧耳部突起的毒腺，以免蟾蜍将毒液射到实验者眼睛里。需要长时间固定时，可将蟾蜍麻醉或用蛙针捣毁脑脊髓后，用大头针钉在蛙板上，见图3－9。

（六）猴

饲养人员可以用网罩捕捉笼内饲养的猕猴。方法是以右手持短柄网罩，左臂紧靠门侧，以防笼门敞开时猕猴逃出笼外。右手将网罩塞入笼内，由上而下罩捕。在猕猴被罩到后，应立即将网罩翻转取出笼外，将猴罩在地上，由罩外抓住猴的颈部，轻掀网罩，再提取猴的手臂反背握住，这样猴就不能逃脱，见图3－10。

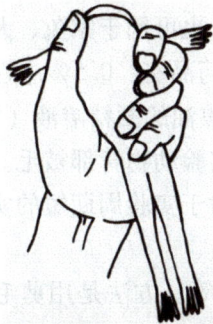

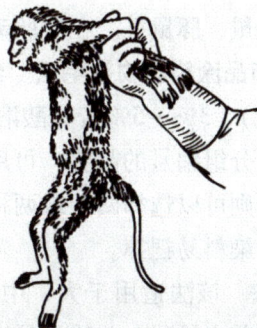

图3－9　蟾蜍的捉拿　　　　　　　图3－10　猕猴的捉拿

（七）犬

用犬做实验时，为防止其咬伤操作人员，一般先将犬嘴绑住。对实验用犬，如毕格犬或驯服的犬，绑嘴时操作人员可从其侧面靠近并轻轻抚摸颈部皮毛，然后迅速用布带绑住犬嘴；对未经驯服的犬，先用长柄捕犬夹夹住犬的颈部，将犬按倒在地，再绑嘴。如果实验需要麻醉，可先麻醉动物再移去犬夹。当犬麻醉后，要松开绑嘴布带，以免影响呼吸，见图 3–11。

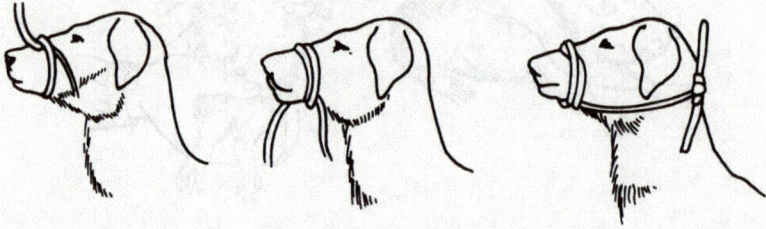

图 3–11　犬嘴捆绑法

二、实验动物的编号

实验动物常需要编号或标记以示区别。编号的方法很多，根据动物的种类数量和观察时间长短等因素来选择合适的编号方法。

1. 挂牌法　将号码烙压在圆形或方形金属牌上（最好用铝或不锈钢的，它可长期使用不生锈），或将号码按实验分组编号烙在拴动物颈部的皮带上，将此颈圈固定在动物颈部。该法适用于犬等大型动物。

2. 打号法　用刺数钳（又称耳号钳）将号码打在动物耳朵上。打号前用蘸有酒精的棉球擦净耳朵，用耳号钳刺上号码，然后在烙印部位用棉球蘸上溶在食醋里的黑墨水擦抹。该法适用于耳朵比较大的家兔、犬等动物。

3. 针刺法　用七号或八号针头蘸取少量碳素墨水，在耳部、前后肢及尾部等处刺入皮下，在受刺部位留有一黑色标记。标记顺序一般采用"先上后下，先左后右"的原则，即以左耳标记为 1 号，右耳标记为 2 号，左前肢标记为 3 号，以此类推。该法适用于大鼠、小鼠、豚鼠等。在实验动物数量少的情况下，也可用于家兔、犬等动物。

4. 化学药品涂染动物被毛法　经常应用的涂染化学药品有：0.5%中性红或品红溶液（涂染红色）、3%~5%苦味酸溶液（涂染黄色）、煤焦油的酒精溶液（涂染黑色）。

根据实验分组编号的需要，可用一种化学药品涂染实验动物背部被毛。如果实验动物数量较多，则可以选择两种或两种以上染料。该方法对于实验周期短的实验动物较合适，时间长了染料易褪掉。

5. 剪毛法　该法适用于大、中型动物，如犬、家兔等。方法是用剪毛剪在动物身体一侧或背部剪出号码，此法编号清楚可靠，但只适于短期观察。

6. 耳标法　将定制或购买的带有号码的金属耳标于血管分布较少的耳根部刺透固

定，动物可永久性携带。此法适用于家兔、犬、羊等耳较大的动物。

三、实验动物的麻醉方法

麻醉的基本任务是消除实验过程中所致的疼痛和不适感觉，保障实验动物的安全，使动物在实验中服从操作，确保实验顺利进行。

(一) 常用局部麻醉剂

1. 普鲁卡因 此药毒性小，见效快，常用于局部浸润麻醉，用时配成 0.5% ~ 1% 溶液。

2. 利多卡因 此药见效快，组织穿透性好，常用 1% ~ 2% 溶液作为大动物神经干阻滞麻醉，也可用 0.25% ~ 0.5% 溶液做局部浸润麻醉。

(二) 常用全身麻醉剂

1. 乙醚 乙醚吸入法是常用的麻醉方法，各种动物都可应用。其麻醉量和致死量相差较大，所以其安全度大。但由于乙醚局部刺激作用大，可刺激上呼吸道黏液分泌增加，通过神经反射还可扰乱呼吸、血压和心脏的活动，并且容易引起窒息，在麻醉过程中要注意。一般在麻醉前给予一定量的基础麻醉剂，通常在麻醉前 20 ~ 30 分钟，皮下注射巴比妥钠或戊巴比妥钠等。

2. 戊巴比妥钠 一次给药的有效麻醉时间可延续 3 ~ 5 小时，给药后对动物循环和呼吸系统无显著抑制作用。用时配成 1% ~ 3% 生理盐水溶液，必要时可加温溶解。静脉或腹腔注射后很快就进入麻醉期，使用剂量及方法为：犬、猫、家兔静脉注射 30 ~ 35mg/kg 体重，腹腔注射 40 ~ 45mg/kg 体重。

3. 硫喷妥钠 其水溶液不稳定，故必须现用现配，常用浓度为 1% ~ 5%。做静脉注射时，由于药液迅速进入脑组织，故诱导快，动物很快被麻醉。但苏醒也很快，一次给药的麻醉时效仅维持 0.5 ~ 1 小时。此药对胃肠道无副作用，但对呼吸有一定抑制作用，由于其抑制交感神经较副交感神经为强，常有喉头痉挛，因此注射时速度必须缓慢。使用剂量和方法：犬静脉注射 20 ~ 25mg/kg 体重；家兔静脉注射 7 ~ 10mg/kg 体重。静脉注射速度以 15 秒钟注射 2mL 左右进行。小鼠 1% 溶液腹腔注射 0.1 ~ 0.3mL/只，大鼠 0.6 ~ 0.8mL/只。

4. 巴比妥钠 使用剂量及方法为：犬静脉注射 225mg/kg 体重；家兔腹腔注射 200mg/kg 体重；大鼠、小鼠皮下注射 200mg/kg 体重。

5. 氨基甲酸乙酯 此药是比较温和的麻醉药，安全度大。多数实验动物都可使用，更适合于小动物。使用时常配成 20% ~ 25% 水溶液，犬及家兔静脉、腹腔注射 0.75 ~ 1g/kg 体重，但在做静脉注射时必须溶在生理盐水中，配成 5% 或 10% 溶液，注射剂量为 10 ~ 20mL/kg 体重。大鼠、小鼠腹腔注射 1.5 ~ 2g/kg 体重即可麻醉。

6. 水合氯醛 别名水合三氯乙醛，是比较安全的麻醉剂，常用浓度为 10% 的生理盐水溶液，暴露在空气中易挥发，故需现用现配，以保证麻醉效果。水合氯醛常用于大鼠、小鼠的麻醉，麻醉时腹腔注射 350mg/kg 体重。水合氯醛对大鼠呼吸频率和体温的抑制作用较少，但对心功能的抑制作用明显。大鼠、小鼠给药后约 10 分钟即可麻醉，一次给药的有效麻醉时间可持续 5～8 小时。

以上麻醉药种类虽较多，但各种动物使用的种类多有所侧重。如做慢性实验的动物常用乙醚吸入麻醉；对犬、猫、大鼠和小鼠的急性动物实验常用戊巴比妥钠麻醉；对家兔和青蛙、蟾蜍常用氨基甲酸乙酯麻醉。

四、实验动物的除毛、给药方法

（一）实验动物的除毛

在动物实验中，被毛有时会影响实验操作与观察，因此需要除去。除去被毛的方法有剪毛、拔毛、剃毛和脱毛等。

1. 剪毛法 剪毛法是将动物固定后，先用蘸有水的纱布把被毛浸湿，再用剪毛剪刀紧贴皮肤剪去被毛。不可用手提起被毛，以免剪破皮肤。剪下的毛应集中放在一容器内，防止到处飞扬。给犬、羊等动物采血或新生乳牛放血制备血清常用此法。

2. 拔毛法 拔毛法是用拇指和食指拔去被毛的方法。在家兔耳缘静脉注射或尾静脉注射时常用此法。

3. 剃毛法 剃毛法是用剃毛刀剃去动物被毛的方法。如动物被毛较长，先要用剪刀将其剪短，再用刷子蘸温肥皂水将剃毛部位浸透，然后再用剃毛刀除毛。本法适用于暴露外科手术区。

4. 脱毛法 脱毛法是用化学药品脱去动物被毛的方法。首先将被毛剪短，然后用棉球蘸取脱毛剂，在所需脱毛的部位涂抹，2～3 分钟后用温水洗去脱落的皮毛，用纱布擦干。

适用于犬等大动物的脱毛剂配方为：硫化钠 10g，生石灰 15g，溶于 100mL 水中。

适用于家兔、大鼠、小鼠等动物的脱毛剂的配方为：①硫化钠 3g，肥皂粉 1g，淀粉 7g，加适量水调成糊状；②硫化钠 8g，淀粉 7g，糖 4g，甘油 5g，硼砂 1g，溶于 75mL 水中；③硫化钠 8g 溶于 100mL 水中。

（二）实验动物的给药

在动物实验中，常需要将药物注入动物体内，称为给药。给药的途径和方法多种多样，可根据实验目的、实验动物种类和药物剂型、剂量等情况确定。

1. 注射给药法

（1）皮下注射 皮下注射较为简单，一般选取背部皮下及后肢皮下注射。注射时用左手拇指及食指轻轻捏起皮肤，右手持注射器将针头刺入，把针尖轻轻向左右摆动，容易摆动则表明已刺入皮下，然后注射药物（图 3-12）。一般小鼠在背部、腹部或前肢腋下，给药量为 0.1 ~ 0.3mL/10g 体重。大鼠、豚鼠、家兔、犬及猫等动物背部皮肤较厚，针头不易进入，一般不选背部皮肤注射。在皮下注射时，大鼠多在侧下腹部，豚鼠在后大腿内侧，家兔在腹部或耳根部注射；蛙可在脊背部淋巴囊注射；犬多在大腿外侧注射，拔针时，轻按针孔片刻，以防药液逸出。

（2）皮内注射　此法用于观察皮肤血管的通透性变化或观察皮内反应。如将一定量的放射性同位素溶液、颜料或致炎物质、药物等注入皮内，观察其消失速度和局部血液循环变化，作为皮肤血管通透性观察指标之一。方法是：将动物注射部位的毛剪去，消毒后，用皮试针头紧贴皮肤皮层刺入皮内，然后使针头向上挑起并再稍刺入，即可注射药液。注射后因局部皮肤缺血，在注射部位可见皮肤表面鼓起一白色小皮丘，为防止药液外溢，最好使用棉签轻按片刻。

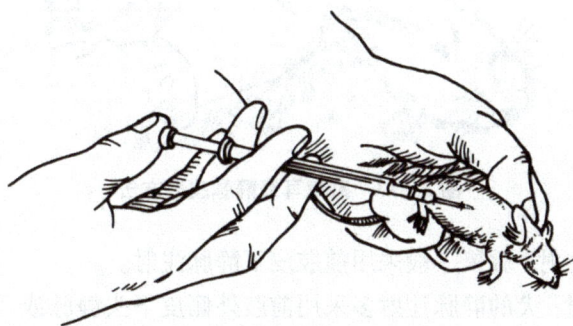

图 3 - 12　小鼠皮下注射方法

（3）肌肉注射　当给动物注射不溶于水而混悬于油或其他溶剂中的药物时，常采用肌肉注射。肌肉注射一般选用肌肉发达、无大血管经过的部位，多选臀部。注射时针头要垂直快速刺入肌肉，如无回血现象即可注射。给大鼠、小鼠做肌肉注射时，选大腿外侧肌肉进行注射。

（4）腹腔注射　先将动物固定，腹部用酒精棉球擦拭消毒，然后在左或右侧腹部将针头刺入皮下，沿皮下向前推进约 0.5cm，再使针头与皮肤呈 45°角方向穿过腹肌刺入腹腔，此时有落空感，回抽无肠液、尿液后，缓缓推入药液。此法在大、小鼠使用较多。

（5）静脉注射　是将药液直接注射于静脉管内，使其随着血液分布全身，迅速发挥效用。但此注射方法排泄较快，作用时间较短。

①小鼠、大鼠的静脉注射：常采用尾静脉注射。操作时，先将动物固定在暴露尾部的固定器内（可用烧杯、铁丝罩等），用 75% 酒精棉球反复擦拭使血管扩张，并可使表皮角质软化，以左手拇指和食指捏住鼠尾两侧，使静脉充盈，注射时针头尽量采取与尾部平行的角度进针。开始注射时宜少量缓注，如无阻力，表示针头已进入静脉，这时用左手指将针和尾一起固定起来，解除对尾根部的压迫后，便可进行注射。如有白色皮丘出现，说明未穿刺入血管，应重新向尾部方向移动针头再次穿刺。注射完毕后把尾部向注射侧弯曲以止血。如需反复注射，尽量从尾的末端开始。

②家兔的静脉注射：家兔常采用外耳缘静脉注射，因其表浅易固定。注射部位除毛，用75%的酒精消毒，手指轻弹兔耳，使静脉充盈，左手食指和中指夹住静脉的近心端，拇指绷紧静脉的远心端，无名指及小指垫在下面，右手持注射器，尽量从静脉的远端刺入血管，移动拇指于针头上以固定，放开食、中指，将药液注入，然后拔出针头，用手压迫针眼片刻以止血，见图3-13。

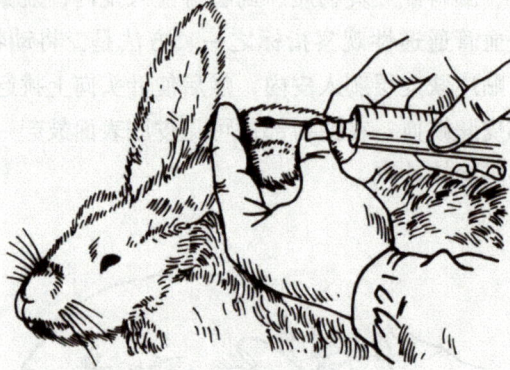

图3-13 家兔耳缘静脉注射方法

③豚鼠的静脉注射：豚鼠一般采用前肢皮下静脉注射。

④犬的静脉注射：犬的静脉注射多采用前肢外侧皮下头静脉或后肢外侧的小隐静脉注射，见图3-14、图3-15、图3-16。注射部位除毛后，在静脉血管的近心端用橡皮带扎紧，使血管充盈，从静脉的远心端将注射针头平行血管刺入，回抽注射器针栓，如有回血，即可放开橡皮带，将药液缓缓注入。

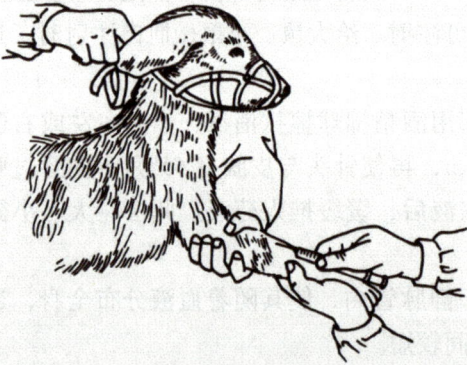

图3-14 犬的前肢外侧皮下头静脉注射　　图3-15 犬后肢外侧小隐静脉的注射方法

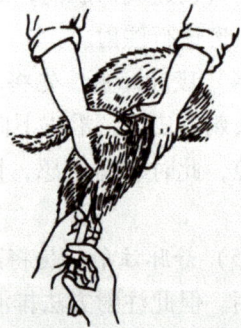

（6）淋巴囊注射　蛙类常采用此法，其皮下有数个淋巴囊，注入药物甚易吸收。腹部淋巴囊和头部淋巴囊常作为蛙类给药途径。一般多选用腹部淋巴囊给药。注射时将针头从蛙大腿上端刺入，经大腿肌层入腹壁肌层，再进入腹壁皮下，即进入淋巴囊，然后注入药液。

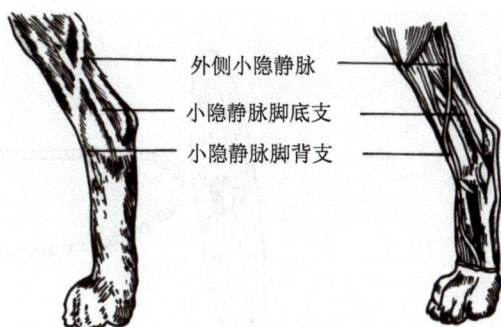

图 3 - 16　犬后肢外侧小隐静脉的行走方向

2. 经口给药法

（1）口服法　把药物放入饲料或溶于饮水中让动物自由摄取。此法优点在于简单方便，缺点是不能保证剂量准确。一般适用于对动物疾病的防治或某些药物的毒性实验，制造某些与食物有关的人类疾病动物模型。

（2）灌胃法　在急性实验中，多采用灌胃法。此法剂量准确。灌胃法是用灌胃器将所应投给动物的药灌到动物胃内。灌胃器由注射器和特殊的灌胃针构成或直接采用灌胃管。小鼠的灌胃针长 4 ~ 5cm，直径为 1mm；大鼠的灌胃针长 6 ~ 8cm，直径约 1.2mm。灌胃针的尖端焊有一小圆金属球，金属球为中空的。焊金属球的目的是防止针头刺入气管或损伤消化道。针头金属球端弯曲成 20°左右的角度，以适应口腔、食道的生理弯曲度走向，见图 3 - 17。

①鼠类灌胃法：用左手固定鼠，右手持灌胃器，将灌胃针从鼠的口腔插入，压迫鼠的头部，使口腔与食道成一

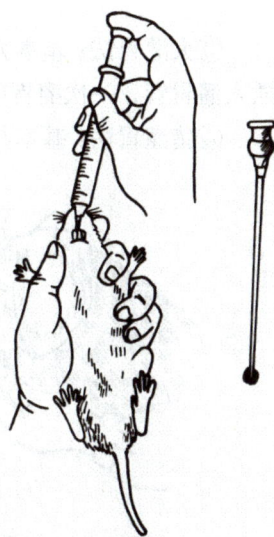

图 3 - 17　大鼠灌胃方法

直线，将灌胃针沿咽后壁慢慢插入食道，可感到轻微的阻力，此时可略改变一下灌胃针方向，以刺激引起吞咽动作，顺势将药液注入。一般灌胃针插入小鼠食道深度为 3 ~ 4cm，大鼠或豚鼠为 4 ~ 6cm。常用灌胃量小鼠为 0.2 ~ 1mL，大鼠为 1 ~ 4mL，豚鼠为 1 ~ 5mL。

②家兔灌胃法：先将动物固定，将灌胃管由开口器的小孔插入动物口中，再慢慢沿上颚壁插入食道。将灌胃管的外端浸入水中，如有气泡逸出，则说明灌胃管误入气管，需拔出重插。插好后，将注射器连于灌胃管将药液推入。灌胃结束后，先拔出灌胃管，再拿出开口器，见图 3 - 18。一次灌胃的最大量为 80 ~ 100mL，图 3 - 19 为家兔灌胃用开口器及灌胃器。

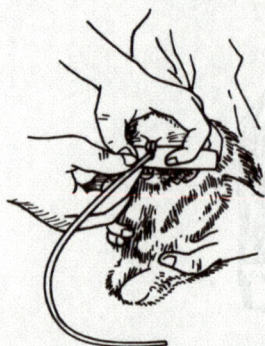

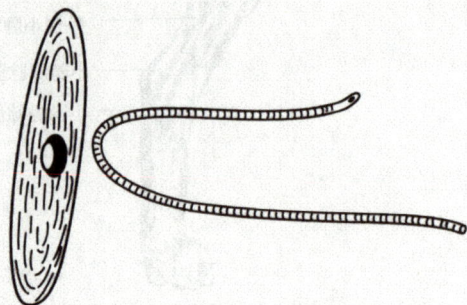

图 3 – 18　家兔灌胃法　　　　图 3 – 19　家兔灌胃用开口器及灌胃器

③犬灌胃法：基本方法与家兔的灌胃法相同，但犬不使用开口器，可沿其嘴角直接插入灌胃管，一次灌胃的最大量为 200 ~ 250mL，见图 3 – 20。

④猪灌胃法：基本与家兔相同，见图 3 – 21。

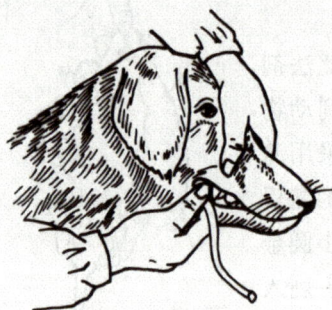

图 3 – 20　犬灌胃方法　　　　　　　图 3 – 21　猪灌胃方法

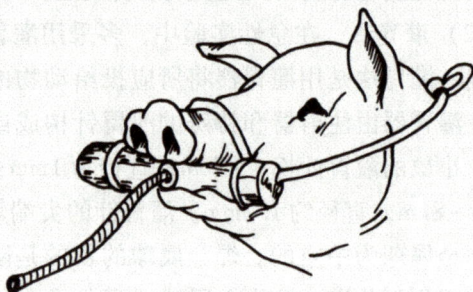

3. 其他途径给药方法

（1）呼吸道给药　呈气体、蒸汽或雾等状态的药物，均需要通过动物呼吸道给药。如实验时给动物做乙醚吸入麻醉、用锯末烟雾制作慢性气管炎动物模型等。

（2）皮肤给药　外用中药经皮肤的吸收作用、局部作用、致敏作用和光感作用等，均需采用经皮肤给药方法。如家兔和豚鼠常采用背部一定面积的皮肤脱毛后，将一定的药液涂在皮肤上，药液经皮肤吸收。

（3）直肠内给药　此方法常用于动物麻醉。家兔直肠内给药时，常采用灌肠的胶皮管或用 14 号导尿管。

（4）关节腔内给药　此法常用于关节炎动物模型的复制。

五、实验动物的采血方法

实验时，经常要采集实验动物的血液进行生物化学分析，故必须掌握正确采集血液的技术。采血方法的选择，主要决定于实验所需血量及动物种类。

（一）大鼠、小鼠的采血方法

1. 剪尾采血 需血量很少时常用本法，如做红、白细胞计数，血红蛋白测定，制作血涂片等可用此法。动物麻醉后，将尾尖剪去约5mm，从尾部向尾尖部按摩，血即从断端流出。也可用刀割破尾动脉或尾静脉，让血液自行流出。如不麻醉，采血量较小。采血结束后，消毒、止血。用此法每只鼠可采血10余次。小鼠可每次采血约0.1mL，大鼠约0.4mL，见图3-22。

2. 眼眶后静脉丛采血 穿刺采用一根特制的长7~10cm的硬质玻璃取血管，其一端内径为1~1.5mm，另一端逐渐扩大，细端长约1cm即可，将取血管浸入1%肝素溶液，干燥后使用。采血时，左手拇指及食指抓住鼠两耳之间的皮肤使鼠固定，并轻轻压迫颈部两侧，阻碍静脉回流，使眼球充分外突，提示眼眶后静脉丛充血。右手持取血管，将其尖端插入内眼角与眼球之间，轻轻向眼底方向刺入，当感到有阻力时即停止刺入，旋转取血管以切开静脉丛，血液即流入取血管中，见图3-23。采血结束后，拔出取血管，放松左手，出血即停止。用本法在短期内可重复采血。小鼠一次可采血0.2~0.3mL，大鼠一次可采血0.5~1.0mL。

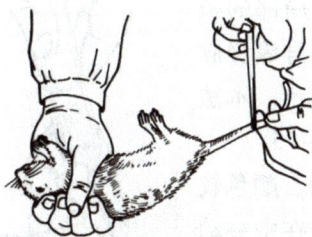

图 3-22 小鼠尾静脉采血方法   图 3-23 大鼠眼眶后静脉丛采血方法

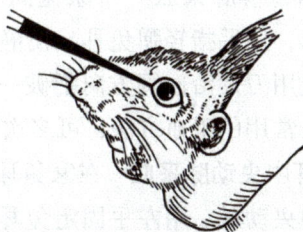

3. 颈（股）静脉或颈（股）动脉采血 将大鼠麻醉，剪去一侧颈部外侧被毛，做颈静脉或颈动脉分离手术，用注射器即可抽出所需血量，见图3-24。大鼠多采用股静脉或股动脉，方法是：大鼠经麻醉后，剪开腹股沟处皮肤，即可看到股静脉，把此静脉剪断或用注射器采血即可，股动脉较深需先剥离，再采血。

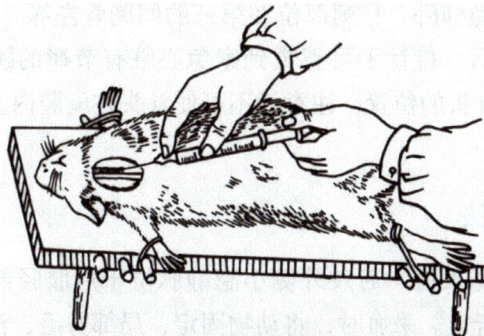

图 3-24 大鼠颈静脉取血方法

4. 肝门静脉采血　将大鼠麻醉，无菌打开腹腔，找到肝门静脉后，用带有头皮针的注射器缓缓抽取血液。一般大鼠可取血 10mL 左右。

5. 摘眼球采血　此法常用于鼠类大量采血。采血时，左手固定动物，压迫眼球，尽量使眼球突出，右手用镊子或止血钳迅速摘除眼球，眼眶内很快流出血液。

（二）豚鼠采血方法

1. 耳缘切口采血　先将豚鼠耳消毒，用刀片沿血管方向割破耳缘，切口约长 0.5cm，在切口边缘涂上 20% 的柠檬酸钠溶液，防止血凝，则血可自切口处流出。此法每次可采血 0.5mL。

2. 背中足静脉采血　固定豚鼠，将其右或左后肢膝关节伸直，脚背消毒，找出足静脉，左手拇指和食指拉住豚鼠的趾端，右手将注射针刺入静脉，拔针后立即出血。

3. 心脏采血　用手指触摸，选择心跳最明显的部位，把注射针刺入心脏，血液即流入针管。心脏采血时所用的针头应细长些，以免发生采血后穿刺孔出血。

（三）家兔的采血方法

1. 耳缘静脉采血　将家兔固定，拔去耳缘静脉局部的被毛，消毒，用手指轻弹兔耳，使静脉扩张，用针头刺耳缘静脉末端，或用刀片沿血管方向割破一小切口，血液即流出。本法为家兔最常用的采血方法，可多次重复使用，见图 3-25。

2. 耳中央动脉采血　在家兔耳中央有一条较粗的、颜色较鲜红的中央动脉。用左手固定兔耳，右手持注射器，在中央动脉的末端，沿着与动脉平行的向心方向刺入动脉，即可见血液进入针管。由于兔耳中央动脉容易痉挛，故抽血前必须让兔耳充分充血，采血时动作要迅速。采血所用针头不要太细，一般用 6 号针头，针刺部位从中央动脉末端开始，不要在近耳根部采血。

3. 颈静脉采血　方法同小鼠、大鼠的颈静脉采血。

4. 心脏采血　使家兔仰卧，穿刺部位在第三肋间胸骨左缘

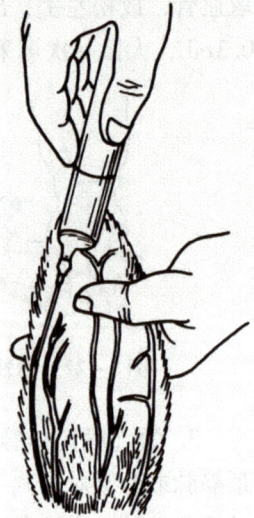

图 3-25　家兔耳缘静脉采血法

3mm 处，针头刺入心脏后，持针手可感觉到家兔心脏有节律的跳动。此时如还抽不到血，可以前后进退调节针头的位置，注意切不可使针头在胸腔内左右摆动，以防弄伤家兔的心、肺。

（四）犬的采血方法

1. 后肢外侧小隐静脉采血　后肢外侧小隐静脉位于后肢胫部下三分之一的外侧浅表皮下，由前侧方向后行走。采血时，将动物固定，局部剪毛、消毒，采血者左手紧握剪毛区上部或扎紧止血带，使下部静脉充血，右手用连有 6 号或 7 号针头的注射器刺入

静脉，左手放松，以适当速度抽血即可。

2. 前肢背侧皮下头静脉采血 前肢背侧皮下头静脉位于前脚爪的上方背侧的正前位。采血方法同上。

3. 颈静脉采血 前两种方法需技术熟练，且不适于连续采血。大量或连续采血时，可采用颈静脉采血，方法同小鼠、大鼠的颈静脉采血方法。

4. 股动脉采血 本法为采取动脉血最常用的方法。操作简便，稍加训练的犬，在清醒状态下将犬卧位固定于犬解剖台上。伸展后肢向外伸直，暴露腹股沟三角动脉搏动的部位，剪毛、消毒，左手中指、食指探摸股动脉跳动部位，并固定好血管，右手取注射器，针头由动脉跳动处直接刺入血管，若刺入动脉一般可见鲜红血液流入注射器，有时还需微微转动一下针头或上下移动一下针头，方见鲜红血液流入。有时可能刺入静脉，必须重抽。抽血毕，迅速拔出针头，用干药棉压迫止血2~3分钟，见图3-26。

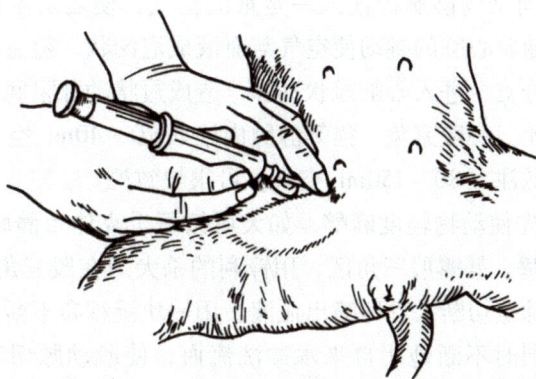

图3-26 犬股动脉采血方法

六、实验动物的处死

当实验中途停止或结束时，实验者应站在实验动物的立场上以人道的原则去处置动物，原则上不给实验动物任何恐怖和痛苦，也就是要施行安乐死。安乐死是指实验动物在没有痛苦感觉的情况下死去。实验动物安乐死方法的选择取决于动物的种类。

（一）蛙类

常用金属探针插入枕骨大孔，破坏脑脊髓的方法处死。将蛙用湿布包住，露出头部，左手执蛙，并用食指按压其头部前端，拇指按压背部，使头前俯；右手持探针由凹陷处垂直刺入，刺破皮肤即入枕骨大孔。这时将探针尖端转向头方，向前深入颅腔，然后向各方搅动，以捣毁脑组织。再把探针由枕骨大孔刺入并转向尾方，刺入椎管，以破坏脊髓。脑和脊髓是否完全破坏，可检查动物四肢肌肉的紧张性是否完全消失。拔出探针后，用一小干棉球将针孔堵住，以防止出血。操作过程中要防止毒腺分泌物射入实验者眼内。

（二）大鼠和小鼠

1. 颈椎脱臼法　右手抓住鼠尾用力向后拉，同时左手拇指与食指用力向下按住鼠头。将脊髓与脑髓拉断，鼠便立即死亡。

2. 断头法　用剪刀在鼠颈部将鼠头剪掉，鼠立即死亡。

3. 击打法　右手抓住鼠尾，提起，用力摔击其头部，鼠痉挛后立即死去；或用木槌用力击打鼠头部也可致死。

4. 急性大出血法　可采用鼠眼眶动脉和静脉急性大量失血方法使鼠立即死亡。

5. 药物致死法　吸入一定量的一氧化碳、乙醚、三氯甲烷等均可使动物致死。

（三）犬、家兔、豚鼠

1. 空气栓塞法　向动物静脉内注入一定量的空气，使之发生栓塞而死。当空气注入静脉后，可在右心随着心脏的跳动使空气与血液成泡沫状，随血液循环到全身。如进到肺动脉，可阻塞其分支，进入心脏冠状动脉，造成冠状动脉阻塞，发生严重的血液循环障碍，动物很快致死。一般家兔、猫等静脉内注入 20~40mL 空气即可致死。每条犬由前肢或后肢皮下静脉注入 80~150mL 空气，可很快致死。

2. 急性失血法　先使动物轻度麻醉，如犬可按每千克体重静脉注射硫喷妥钠 20~30mg，动物即很快入睡。暴露股三角区，用锋利的杀犬刀在股三角区做一个约 10cm 的横切口，把股动、静脉全切断，立即喷出血液。用一块湿纱布不断擦去股动脉切口周围处的血液和血凝块，同时不断地用自来水冲洗流血，使股动脉切口保持畅通，动物在 3~5 分钟内即可致死。采用此种方法，动物十分安静，对脏器无损伤，对活杀采集病理切片标本是一种较好的方法。

第三节　动物福利

所谓动物福利，就是让动物在康乐的状态下生存，其标准包括动物无任何疾病、无行为异常、无心理紧张压抑和痛苦等。基本原则包括：让动物享有不受饥渴的自由、生活舒适的自由、不受痛苦伤害的自由、生活无恐惧感和悲伤感的自由及表达天性的自由。这与国际上普遍认可的"五项基本福利"是相吻合的，即：①为动物提供适当的清洁饮水和保持健康和精力所需要的食物，使动物不受饥渴之苦。②为动物提供适当的房舍或栖息场所，能够舒适地休息和睡眠，使动物不受困顿不适之苦。③为动物做好防疫，预防疾病和给患病动物及时诊治，使动物不受疼痛、伤病之苦。④保证动物拥有良好的条件和处置（包括宰杀过程），使动物不受恐惧和精神上的痛苦。⑤为动物提供足够的空间、适当的设施及与同类动物伙伴在一起，使动物能够自由表达正常的习性。

最早的有关动物福利的法规出自英国。早在 1822 年，英国就通过了禁止虐待动物的马丁法（Martin Act），1876 年通过了"禁止虐待动物法"，1986 年通过了"科学实验动物法"。美国的"动物福利条例"是在 1966 年正式由参众两院通过的，后又经多次修改成为目前厚达110页的文本。其内容包罗万象，对各种科学用动物的饲养、管理、运输、接触操作、饲料、饮水、饲养条件和空间，饲养人员的条件与职责，专职兽医师的任务、合格证制度、申请手续、年检制度等均有详细的规定。其涉及的动物包括：非人灵长类、犬、猫、大鼠、小鼠、豚鼠、仓鼠、家兔、水生哺乳动物、鸟类及其他温血动物。动物福利法规的问世，既缓和了动物保护主义者的攻击，又为提高实验动物质量、改善动物实验条件起到了积极作用。

在我国曾经出现的"给活猪注水""毒死宠物狗""宣扬敌对动物混养导致狒狒被老虎咬死""虐猫事件""硫酸伤熊"等动物受虐待的事件，频频引起社会和媒体的关注。因此，人们渴望能有一套理念和机制阻止这类事件再次发生。于是，"动物福利"这个词越来越多地出现在媒体上，已有越来越多的各界人士呼吁在我国应该进行立法。实验动物作为人类的"替难者"更应引起重视，我国修订后的《实验动物管理条例》增加了"动物福利"章节，对动物福利做出了相关规定，就是要求在保证科学发展的原则下来强调动物福利，尽量减少动物的使用量，尽量优化动物实验环境，尽量减少动物痛苦。它规定了人们在使用实验动物进行各项科学活动中应该怎样做，允许怎样做，禁止怎样做。尽管内容不多，却意味着"动物福利"的概念正式被我国人民接受，是"动物福利"立法工作的一大进步。

参考文献

[1] 黄国钧，黄勤挽. 医药实验动物模型——制作与应用［M］. 北京：化学工业出版社，2008：794-822.

[2] 苗明三，朱飞鹏. 常用医药研究动物模型［M］. 北京：人民卫生出版社，2007：357-603.

[3] 刘福英，刘田福. 实验动物学［M］. 北京：中国科学技术出版社，2005：197-234.

[4] 凌昌全. 关于中医证候研究的几点想法［J］. 中西医结合学报，2004，2（2）：88.

[5] 徐叔云，卞如濂，陈修. 药理实验方法学［M］. 北京：人民卫生出版社，2003：202-204.

第四章 常用仪器介绍

一、BL-420E⁺生物机能实验系统

(一) 概述

BL-420E⁺生物机能实验系统是 4 通道生物信号采集、放大、显示、记录与处理系统。它由以下三个主要部分构成：PC 机、BL-420E⁺系统硬件、BL-NewCentury 生物信号采集与分析软件。

其处理软件主界面主要包括：文件、设置、信号输入、实验项目、数据处理等。

"文件"菜单包含有打开、另存、打开配置、保存配置、打开上一次实验配置、高效记录方式、删除文件、打印、打印预览、打印设置、最近文件和退出等命令。

"设置"菜单包括工具条、状态栏、实验标题、相关数据、实验人员、定制打印对话框、光标类型、设置记录时间和定标等选项。

"信号输入"菜单包括 1 通道、2 通道、3 通道、4 通道四个菜单项，每一个菜单项有一个输入信号选择子菜单，当选择 1 个通道后，会弹出一个子菜单，用于具体指定该通道的输入信号类型。输入信号类型包括动作电位、神经放电、肌电、脑电、心电、慢速电信号、压力、张力、呼吸及温度等信号。选定了 1 个通道的输入信号类型后，可以再通过"输入信号"菜单继续选择其他通道的输入信号，当选定所有通道的输入信号类型之后，从"编辑"菜单中选择"启动"命令，或按工具条上的"启动"命令按钮，就可以启动数据采样，观察生物信号的波形变化。

"实验项目"菜单包含有 8 个菜单项，它们分别是肌肉神经实验、循环实验、呼吸实验、消化实验、感觉器官实验、中枢神经实验、泌尿实验及其他实验。这些实验项目组将生理及药理实验按性质分类，在每一组分类实验项目下又包含若干个具体的实验模块，当选择某一类实验时，如肌肉神经实验，则会弹出一个包含该类具体实验模块的子菜单。从中选择一个，系统将会自动设置该实验所需的各项参数，包括信号采集通道、增益、时间常数、滤波及刺激器参数等，并且将自动启动数据采样，使实验者直接进入到实验状态。当完成实验后，根据不同的实验模块，打印出的实验报告包含有不同的实验数据。

"数据处理"菜单中包括微分、积分、频率直方图、序列密度直方图、非序列密度直方图、频谱分析、X-Y 输入窗口、直线回归、两点测量、区间测量、细胞放电数测

量、心肌细胞动作电位测量和数据输入等命令。

（二）操作步骤

1. 开机 首先将换能器、信号引入线连接于 BL – 420E⁺ 系统面板上的各相应接口，启动计算机，鼠标双击"BL New Century 机能实验系统"图标，进入"BL New Century"生物信号采集处理系统主界面。

2. 信号引导 直接使用引导电极对生物体电信号进行引导或通过传感器对生物体内非电信号进行引导。

3. 信号采集 在输入信号菜单中选择"输入"。

4. 参数调节 系统初始参数的设置是在基本生理理论及大量的生理实验基础上获得的，但是由于被实验生物机体本身存在的个体差异，为了获得最佳的实验效果，在实验过程中可以调节各个实验通道的实验参数，这些控制按钮都在 BL – NewCentury 软件主界面右边的参数控制区中。

5. 暂停或结束实验 如要仔细观察正在显示的某段图形，用鼠标单击工具条上的暂停按钮，此时该段图形将被冻结在屏幕上。如需继续观察扫描图形，再用鼠标单击启动键即可。当完成本次实验之后，选择工具条上的"停止"命令按钮，BL – New Century 软件将提示为本次实验得到的记录数据文件取一个名字以便于保存和以后查找，然后结束本次实验。

6. 数据保存 启动实验，BL – NewCentury 软件会自动启动数据记录功能。在实验过程中，临时数据将存贮在当前目录下的 temp. tme 文件中。结束实验后，BL – NewCentury 软件会弹出一个存盘对话框，根据自己的需要随意改变最后正式存盘文件所在的目录。

7. 文件打印 当完成图形剪辑后，用鼠标单击工具条上的"打印"命令项，此时弹出定制打印对话框，可进行图形剪辑打印，其中有打印比例、位置等参数供选择。

二、BP – 6 动物无创血压测试系统

（一）概述

BP – 6 动物无创血压测试系统采用尾袖法测量动物的血压，测量原理与人体手臂血压测量方法相似，即通过对动物肢体或尾部加压，阻断其血压，以不能记录肢体或尾部脉搏为准；然后逐渐减压，当尾部重新出现脉搏波时，获得动物的收缩压；继续减压，直至脉搏波逐渐增至最大，得到动物的舒张压。该系统由以下五个主要部分构成：计算机、TM – WAVE 无创血压测试软件、BP – 6 无创动物血压采集处理系统（通用的 8 通道信号采集处理系统）、BP – 6 无创动物血压测试箱（包括恒温、自动充气阻断和光电脉搏探测仪等）、鼠笼。

其处理软件主界面包括：文件、设置、输入信号、实验项目、数据处理、工具、窗

口及帮助。

"文件"菜单中包含有打开、另存、保存配置、打开配置、打开上一次实验配置、打印、打印预览、打印设置、最近文件和退出等命令。

"设置"菜单包括工具条、状态栏、实验标题、实验人员、实验相关数据、记滴时间、实时测量时间、光标类型、显示方式、显示方向和定标等命令。

"输入信号"菜单是一个二级菜单，第一级为 8 个输入通道选择，第二级为每个输入通道选择一种输入信号。每个输入通道中均包含：动作电位、神经放电、肌电、脑电、心电、慢速电信号、压力、张力、呼吸和温度 10 种信号。

"实验项目"菜单包含生理学实验模块、药理学实验模块、病理生理学实验模块 3 个二级菜单和一个无创血压测量命令。

"数据处理"菜单中包含有微分，积分，频率直方图，频谱分析，记滴趋势图，计算直线回归方程，计算 PA_2、PD_2，计算药效参数 LD_{50}、ED_{50}，计算半衰期，t 检验，细胞放电数测量，心肌细胞动作电位测量，血流动力学参数测量等命令。

（二）操作步骤

1. 准备 将大鼠装入鼠笼，整体放入到加热箱内，然后将大鼠鼠尾穿过光电脉搏探测器的阻断端。

2. 连接传导线 使用专门的连接线连接加热箱控制面板脉搏传感器接口与通用 8 道系统，具体的连接方法为：

（1）BP-6 无创动物血压测试箱面板上的压力输出通过连接线接到 BP-6 无创动物血压采集处理系统的 CH1。

（2）BP-6 无创动物血压测试箱面板上的 CH1、CH2、CH3、CH4、CH5、CH6 分别通过连接线接到 BP-6 无创动物血压采集处理系统的 CH2、CH3、CH4、CH5、CH6、CH7。

3. 加热 打开加热箱电源开关进行加热，可使用系统的默认温度 36℃。

4. 打开软件 打开 TM-WAVE 软件，然后从实验项目菜单中选择"无创血压测量"命令。

5. 实验测定 选择工具条上的"启动实验"按钮，启动实验即可开始实验。

三、MT-200 Morris 水迷宫视频跟踪分析系统

（一）概述

Morris 水迷宫行为学是行为学研究的一个经典实验，MT-200 Morris 水迷宫视频跟踪分析系统分为测试仪和分析测试软件两个部分。系统采用彩色图像处理算法，实时跟踪大小鼠运动轨迹，可以统计分析实验动物在四个象限，内中外环经过的路径和时间、六个时段有效率、朝向角、平均运动速度、经过虚拟平台次数、虚拟平台停留时间，自

动按项目分组记录实验结果。

软件主界面分为五个区域：数据（图像）显示区 、实验控制区域、实验过程控制区域、实验信息区域、实验结果控制区域。

（1）数据（图像）显示区 该区域中显示由摄像头传来的图像或实验中的相关数据信息。

（2）实验控制区域 在此区域中集中了实验所需的功能按钮（如"新建项目""开始实验"等），实验者主要通过此区域对实验进行控制。

（3）实验过程控制区域 在此区域中进行实验类型的选择、实验过程中各参数的设置等。

（4）实验信息区域 此区域中显示了当前项目和实验相关数据。

（5）实验结果控制区域 在此区域中集中了观察实验结果及相关数据导出的功能。当一次实验结束或实验者打开以前的实验项目后，就可以使用本区域中的功能详细了解各个实验的具体信息，如实验的轨迹图形、录像等，并能回放实验轨迹或录像。

（二）操作步骤

1. 实验前参数设置

（1）视频颜色调节 点击视频颜色调节按钮，调节亮度（Brightness）、对比度（Contrast）、色彩饱和度（Saturation）、色度（Hue）四个参数。

（2）水容器位置校正 调整摄像镜头位置和焦距，以屏幕上的白色基准线为准，移动水容器使容器上的标记点与基准线相重合，并使视频显示范围刚好覆盖整个水容器区域。

2. 实验方式选择
主界面上有"新建项目"和"打开项目"两个功能。点击"新建项目"则开始新的实验项目；点击"打开项目"则可以选择一个以前的实验项目。

3. 开始新项目

（1）项目设置 点击"新建项目"出现项目设置窗口，可设置项目的各项数据，如项目名称、项目存储位置、实验动物数、最大搜索时间（实验中设置动物搜索时间，在定位航行实验中，若动物在此时间内未找到平台则实验自动结束）等。

（2）场景设置 点击"场景设定"键后，按住鼠标左键在左侧标记点按下不放，拖动鼠标沿着左侧标记点到右侧标记点放开鼠标；然后按住鼠标左键在上侧标记点按下不放，拖动鼠标沿着上侧标记点到下侧标记点放开鼠标则系统自动根据以上标记画出场景。

（3）确定平台 点击"确定平台"键后，设置平台位置及大小。第一次实验时实平台和虚平台的位置及大小一致，以后每次实验点击该键时所确定的为实平台的位置，虚平台自动设为第一次实验时的设置，不用再设定。

（4）目标选取 在平台设置完成后，点击"目标选取"按键进行目标的选取校正。

（5）系统定标 通过此功能设置系统坐标参数，移动鼠标到水容器上的任一标记点，并按住左键不放拖动鼠标到相对应的标记点松开即可，此时系统弹出对话框，在其中选择正确的长度单位就完成了本项操作，系统自动记录定标信息。

4. 开始实验

（1）在主界面右方中部有"实验设置"面板，其中有"定位航行实验""空间搜索实验"，实验者可根据需要选择。

（2）在动物编号选择框中选择本次实验的动物编号，然后放入动物，点击"开始实验"即可进行实验。

（3）实验过程中软件可自动跟踪动物的轨迹并在屏幕上显示。

（4）系统可根据项目设置自动完成实验。若实验为"定位航行实验"，当右下方的相关信息栏中"实验倒计时"中计时为 0 时，系统自动结束实验，并计算相关数据；实验者也可在实验过程中点击"停止实验"手动中止实验。若实验为"空间搜索实验"，则到达设定的搜索时间时，系统自动结束实验，并计算相关数据。

5. 数据的导出

（1）轨迹导出　当一次或多次实验结束后，点击"数据查看"切换到实验结果显示窗口，此时为图像模式，窗口中显示的为实验的轨迹图像。在窗口正下方有一轨迹选择框，可用鼠标选择显示的轨迹，此时可点击"导出"按钮将窗口中的图像保存为一幅位图（后缀名为 .BMP）。可用"画笔"或"PHOTOSHOP"等图像软件进行修正和打印。

（2）实验结果导出　在点击"数据查看"后点击"数据模式"则切换到实验结果数据显示窗口，此时窗口中显示的为本项目中所有实验的结果数据信息。点击"导出"按钮则可将这些信息保存为一个 EXCEL 文件。这个文件可用 EXCEL 打开进行统计打印。

四、DT – 200 小鼠跳台仪

（一）概述

DT – 200 小鼠跳台测试仪是由控制器和反应箱两部分组成，该仪器采用高灵敏度的自动红外调制波阻挡式反射检测方式，准确及时地测量小鼠的动作次数和时间。它主要用于测试和自动记录小鼠受到电击的次数和第一次跳下平台的潜伏期，以评价小鼠学习和记忆能力。

（二）操作步骤

1. 连接仪器　将反应箱的"CH1 – 3"接口通过线缆与测试仪控制器的"CH1 – 3"接口可靠相连。打印机电源线分别插入控制器"打印机电源"插孔和打印机"DC"插孔。打印串口线 DB25 端接上打印机，DB9 接上控制器"打印机接口"，并旋紧螺钉。所配置的 232 串口线一端接在控制器的"RS232"插座上，另一端接上计算机的串口并旋紧螺钉，打开电源开关。

2. 设置条件 按下"日期"按键，进行年、月、日值设定。按"电压"按键，设置刺激电压，设置为 24V、28V、32V 三个档，以保证刺激电压满足实验要求。按"定时"按键，设置实验时间。

3. 放置小鼠 按动"启/停"按键，将小鼠逐只放在相应测试室中的平台上，系统自动开始对该小鼠计时潜伏期。若某箱的小鼠从平台跳下，则该箱的小鼠潜伏期计时自动停止，此计时值即为该小鼠的潜伏期。小鼠跳上平台后，电击次数加 1。若倒计时为 0，则测试结束。再次按下"启/停"按键，测试停止，液晶屏上显示测试倒计时间和实验数据，并将测试数据进行存储。再次按下"启/停"按键，所有测试数据清零，实验次数"NO. XXXX"将显示下一次数值，下一次实验进入准备阶段。

4. 打印结果 测试过程结束后，按动"打印"按键，即可打印测试结果。当再次按动"启/停"按键，液晶屏上的数据清零，此时可以开始下一次测试。

五、BA－200 小鼠避暗仪

（一）概述

BA－200 小鼠避暗仪主要用于测试和自动记录小鼠第一次从明室进入暗室的潜伏期和受到电击的次数，以完成对小鼠的学习和记忆能力的研究工作。它是由控制器和活动箱两部分组成，采用高可靠性的红外热释探测器快速检测，准确及时地测量小鼠的潜伏期和电击次数，可同时对 6 只小鼠进行实验。

（二）操作步骤

1. 连接电源 打印机电源线分别插入控制器"打印机电源"插孔和打印机"DC"插孔。打印串口线 DB25 端接上打印机，DB9 接上控制器"打印机接口"，并旋紧螺钉。所配置的 232 串口线一端接在控制器的"RS232"插座上，另一端接上计算机的串口并旋紧螺钉，打开电源开关。

2. 预热 接通电源后应预热 10 分钟，传感器达到热稳定。

3. 设置条件 按下"日期"按键，时间设定。按"电压"按键，设置刺激电压。按"定时"按键，设置实验时间。

4. 放置小鼠 关闭门洞，将经过筛选的小鼠放在活动箱明室中，为测试的开始做好准备。

5. 测试过程 按动"启/停"按键，打开门洞，这时实验时间开始进行倒计时，同时各箱的潜伏期开始正向计时。若某室的小鼠从明室进入暗室中，则潜伏期计时停止，同时该暗室加上刺激电压，此计时值即为该小鼠的潜伏期，次数显示值为 1。小鼠在暗室中受到电击后逃出，次数加 1。若倒计时为 0，则测试结束。再次按下"启/停"按键，测试停止，液晶屏上显示测试倒计时间和实验数据，并将测试数据进行存储。再次按下"启/停"按键，所有测试数据清零，实验次数"NO. XXXX"将显示下一次数值，下一次实验进入准备阶段。若再次按动"启/停"按键，下次实验将被启动。另外若倒计时间归零时，按动"启/停"按键，清除实验数据，开始准备下次实验。

6. 打印结果　当按动"启/停"按键，测试过程结束或倒计时满时，按动"打印"按键，将打印测试结果。当再次按动"启/停"按键，液晶屏上的数据清零，此时可以开始下一次测试，并可重新进行实验参数的设置。

六、ZB－200 疲劳转棒仪

（一）概述

疲劳转棒仪是用于研究药物对动作协调性和抗疲劳特性的实验仪器。ZB－200 疲劳转棒仪主要适用于大、小鼠测试。该仪器可做疲劳实验、骨骼肌松弛实验、中枢神经抑制实验及其他需用运动方式检测药物作用的实验。

（二）操作步骤

1. 开机　打开电源开关按钮，2 秒钟后系统自检结束，液晶显示进入主画面。

2. 设置工作模式　按下"模式"按钮，进入工作模式设定，此时光标移动到"MODE（模式）"处。通过按"＋"按钮或"－"按钮，可以在 TEST0（顺时针旋转模式）、TEST1（逆时针旋转模式）和 TRAIN（训练模式）三种模式间循环切换。

（1）"TEST0（顺时针旋转模式）""TEST1（逆时针旋转模式）"为正常的工作模式，按"启/停"按钮定时器将启动定时，遮挡一次任一通道上的探测孔，该通道对应的液晶显示器上的通道开始计时，并发出一声提示音。实验时当任意通道的小鼠落棒时，对应的液晶显示器上的通道将停止计时，并发出一声提示音。当 6 个通道小鼠全部落棒时，不管运行的时间是否已经到达设定的"定时"时间，系统都自动停止计时，并发出一个短暂的提示声。

（2）"训练"模式：该模式仅供对小鼠进行训练时使用。在该模式下工作时定时器将不启动定时，系统也不检测每个通道小鼠是否落棒。实验者只有人工按下"启/停"来停止运行，否则系统将一直按设定转速运行。

3. 设置日期　确认系统没有处于"工作状态"，如果正处于"工作状态"，等待实验结束，停止工作后再进入日期设置。按下"日期"按钮，进入日期设定，此时光标移动到"日期"的分钟处，表示此项可调，通过按下"＋""－"来调节分钟数。可通过再次按下"日期"按钮，将光标移到待调节的其他日期选项，进行调节。按下确认键退出日期调节，系统自动记录当前日期和时分秒。

4. 设置转速　按下"转速"按钮，进入转速设定，此时光标移动到"RPM（每分钟转速）"处。系统默认转速为"30 转/分钟"，通过按"＋"按钮或"－"按钮，可以调节转速，调节步进量为 1 转/分钟。

5. 设置定时时间　按下"定时"按钮，进入定时时间设定，此时光标移动到"TIMER（计时器）"处。系统默认定时时间为"100 分钟"，通过按"＋"按钮或"－"按钮，可以调节定时时间，调节步进量为 5 分钟。

6. 开始实验　将 6 只小鼠分别放在转棒的 6 个通道上，设定好"定时时间""转速"和"TEST0（顺时针旋转模式）"或"TEST1（逆时针旋转模式)"的工作模式。按下"启/停"按钮，系统自动开始计时。将小鼠放到相应通道后，遮挡该通道的探测孔一次，该通道对应定时器将开始计时，并发出一声短暂的提示音。同时转轴将以 1 转/分钟的初速度开始转动，并以 1 转/秒的加速度进行匀加速运动，直到达到设定的转速；达到设定转速后将以设定转速做匀速运动；启动实验后，液晶显示器上"SPEED（速度）"将显示当前实际转速。LOOP（圈）将显示当前转动过的圈数。RUNNING（运转）将显示当前运行的时间。

当任意通道的小鼠落棒时，对应的液晶显示器上的通道将停止计时。同时发出一声提示音；当 6 个通道小鼠全部落棒时，不管运行的时间是否已经到达设定的"定时"时间，系统都自动停止计时，并发出一声提示音。如果在整个实验的过程都无小鼠落棒，当定时器定时时间到达设定的定时时间时，系统将自动停止工作。

在实验结束后实验者可以通过按下"打印"按钮来在热敏打印机上输出本次实验结果。

七、PV － 200 足趾容积测量仪

（一）概述

PV － 200 型足趾容积测量仪通过测量鼠类足趾致炎肿胀后消肿过程中的体积改变来评价抗炎药物疗效。产品操作简便，控制器提供液晶结果显示和微型打印机现场结果输出，也可以通过 RS232 连接 PC 机，配合专用测试控制软件对实验过程进行编程，同时传送实验数据，分析数据并打印实验报告。

（二）操作步骤

1. 预热　接通仪器相关设备连线，预热仪器 15 分钟。

2. 仪器设置　开机后仪器开始自检，并进行 5 秒倒计时。在此期间按下"确定"键，倒计时完成后即可进入参数设置状态。

"设置时钟"按"∧∨"键将光标移动到该选项并按"确定"键，即可对仪器的日期和时间进行设置。设置是通过按"确定"键移动光标，按"∧∨"键修改数字。

3. 开始实验　自检顺利完成，或仪器设置完成后即可开始实验。实验前，将测量烧杯装满 130mL 左右清水，并放在工作面上。选择"新建实验组"选项，按"确定"键进入本组动物数设置页面。按"∧∨"键设置本组参与实验的动物数量。范围为 5 ～ 20 只。设置完毕后按"确定"键即可进入测量状态。每次测量前系统会提示先清零，

按"清零"键即可。开始测量时，会得到"正在测量"的提示，可将待测鼠的足趾浸入测量烧杯的清水中。待提示"按脚踏开关确认数据"时，即可立即踩踏脚踏开关，便得到测量数据。

八、RB－200 智能热板仪

（一）概述

RB－200 智能热板仪采用数字温度传感器进行温度检测，利用微电脑技术进行精确控温，用于镇痛药的筛选。

（二）操作步骤

1. 开机　打开电源开关按钮 2 秒钟后系统自检结束，液晶显示进入主画面。

2. 按键操作　在面板的任意键被按下时发出提示声，表示系统已经检测到按键。

3. 设置日期　按下"日期"按钮，进入日期设定，此时光标移动到日期的分钟处，表示此项可调，通过按下"＜""＞"来调节分钟数。可通过再次按下"日期"按钮，将光标移到待调节的其他日期选项，进行调节。按下确认键退出日期调节，系统自动记录当前日期和时分秒。

4. 设置温度　按下"温度"按钮，进入温度设定，此时光标移动到设定温度值处。系统默认目标温度为"55℃"，通过按"＜"按钮或"＞"按钮，可以调节降低或升高目标温度，以 0.1℃改变。

5. 预热　热板实际温度没有达到目标温度之前，系统处于加热状态，这时不能做实验，实际温度达到目标设定温度后，系统"恒温指示灯"点亮，表示可以正常实验了。

6. 开始实验　动物编号，按下"编号"按钮，通过按"＜"按钮或"＞"按钮，可以选择动物编号。在放入动物的同时，踩下脚踏开关或按下"启/停"按钮，系统自动开始计时，等观察到动物添后爪后，再次踩下脚踏开关或按下"启/停"按钮，计时结束。可以从液晶屏读取计时时间。打印结果，按下"打印"按钮，可以在热敏打印机上打印实验结果。

各　论

第五章　解表药实验

解表药是指以发散表邪、解除表证为主要作用的中药。解表药药性多辛散轻扬，多入肺、膀胱经，具有发汗解表、利水消肿、止咳平喘、透发疹毒等功效，主要用于外感表证。现代药理学研究证实，解表药具有发汗、解热、抗病原微生物、镇静、镇痛、抗炎、调节免疫等药理作用。

解表药根据其药性和功效的不同，可分为发散风寒药和发散风热药两类。常用药物有麻黄、桂枝、柴胡、葛根、细辛等，常用解表方剂和成药有麻黄汤、桂枝汤、正柴胡饮、银翘散、柴胡注射液、感冒清热颗粒、九味羌活丸、银翘解毒丸等。

一、常用发汗实验方法

1. 着色法　将大鼠放入特定装置固定，暴露双后肢，用干棉签将足跖部轻轻擦干，均匀涂抹和田－高垣试剂 A 液（碘酒），待充分干燥后，再均匀涂抹 B 液（淀粉蓖麻油液），用放大镜观察深紫色着色点出现的时间和数量。

2. 组织形态观察法　取大鼠双足跖部肉垫或腋窝部组织块，置 10% 福尔马林溶液中固定，HE 染色，光镜下观察汗腺上皮细胞形态。

3. 定量测定法　将大鼠双后肢放入特制集汗管内，用一定流量的干燥空气将足跖分泌的汗液吹入干燥硅胶管内，通过比较给药前后硅胶重量，测定汗液分泌量。

4. 目测法　控制环境温度 20℃ 左右，给药后观察小鼠发汗情况，按发汗范围目测打分，分五级：

0 级：皮毛干燥，无汗；

Ⅰ 级：皮毛松，无汗；

Ⅱ 级：皮毛松，腹部或胸颈有汗；

Ⅲ 级：皮毛松，胸、腹部均有汗；

Ⅳ级：皮毛松，下颌至腹部均有汗。

二、常用动物模型

（一）仙台病毒致小鼠表证模型

小鼠乙醚麻醉后，从鼻腔滴入仙台病毒原液50μL/只，染毒4~12小时内，可见体温升高，但内脏尚未发生明显器质性病变，可视为表证阶段。

（二）仙台病毒致家兔表证模型

将仙台病毒原液经环状软骨间隙注入家兔气管0.3mL/kg体重，1小时后体温升高。

（三）大鼠风寒表证模型

将大鼠置冷库中（室温5℃±2℃，相对湿度60%±5%），同时使大鼠感受5~6级风力，连续6天，大鼠出现恶风寒、弓背毛松、打喷嚏、流涕、摄食减少、饮水增多、体温明显升高等风寒表证症状。

（四）新鲜啤酒酵母致大鼠风寒表证模型

大鼠皮下注射20%新鲜啤酒酵母混悬液1mL/100g体重，2~3小时出现低温时相，大鼠出现耸毛、蜷缩、四肢发冷、耳壳苍白，肛温下降1.5℃左右，3小时后恢复正常，随即体温逐渐上升，7~8小时发热达高峰。

（五）肺炎球菌致大鼠表证模型

大鼠皮下注射肺炎球菌，注射后2小时可见体温下降，同时伴有耸毛、蜷卧、活动减少，部分动物有寒战现象。32小时后，大鼠出现持续高热。

实验5-1　麻黄汤对正常大鼠足跖部汗液分泌的影响（着色法）

【实验目的】学习着色法发汗实验方法；观察麻黄汤对大鼠足跖部汗液分泌量的影响。

【实验原理】大鼠足跖部肉垫上有汗腺分布，其汗液分泌情况可利用碘与淀粉遇汗液产生紫色反应来观测。汗液分泌量越多，紫色越深。麻黄汤为辛温解表代表方剂，具有明显促进发汗的作用。

【实验器材】大鼠固定器，放大镜，大鼠灌胃器，秒表，棉签，天平。

【实验药品】麻黄汤水煎液（麻黄9g，桂枝6g，杏仁9g，甘草3g，常规水煎煮2次，合并水煎液，水浴浓缩至0.38g生药/mL），无水乙醇，和田-高垣试剂（A液：取碘2g溶于100mL无水乙醇；B液：取可溶性淀粉50g、蓖麻油100mL，两者混匀即得），苦味酸。

【实验动物】 SD 或 Wistar 大鼠 6 只，清洁级，雄性，体重 180～220g。

【实验方法】

1. 分组与给药 将禁食 12 小时体重相近的大鼠 6 只，随机分为 2 组，分别为对照组和给药组，每组 3 只，苦味酸标记，天平称重。给药组大鼠灌胃麻黄汤水煎液 3.8g 生药/kg 体重，给药容量为 1mL/100g 体重，对照组灌胃等容量蒸馏水。

2. 处理与观察 给药后将大鼠分别置于大鼠固定器内，仰位固定，暴露双后肢（为避免后肢缩回固定器内，可用胶布轻轻地将其双后肢固定在固定器上）。给药后 40 分钟，用干棉签将各组大鼠足跖部轻轻擦干，均匀涂抹和田－高垣试剂 A 液，待充分干燥后，再均匀涂抹 B 液。然后用放大镜仔细观察紫色着色点（即汗点）出现的时间及 30 分钟内汗点数量。实验结束后，综合全实验室数据，进行统计分析。

【实验结果】 将实验结果填入记录表。

表 5 –1 麻黄汤对正常大鼠足跖部汗液分泌的影响

组 别	动 物编 号	给药剂量（g 生药/kg 体重）	汗点出现时间（分钟）	汗点数（个）
对照组	1			
	2			
	3			
给药组	1			
	2			
	3			

【注意事项】

1. 实验结果易受温度、湿度影响，室温最好控制在 25～27℃，湿度应控制在 40%～70%。

2. 注意在固定大鼠时，操作应轻柔，尽量避免挣扎出汗。

3. 大鼠足跖部汗腺主要分布在足跖肉垫上。如汗点太多难以数清，可采用如下标准判定：5 分，汗点太多数不清；4 分，200 个汗点以上；3 分，101～200 个汗点；2 分，50～100 个汗点；1 分，50 个以下；0 分，无汗点。

实验 5 –2 柴胡注射液对发热家兔的解热作用

【实验目的】 学习伤寒－副伤寒甲－副伤寒乙三联菌苗致热实验方法；观察柴胡注射液对发热家兔体温的影响，评价柴胡注射液的解热作用。

【实验原理】 伤寒－副伤寒甲－副伤寒乙三联菌苗为常用致热原，通过耳缘静脉注入家兔机体后很快诱生内源性致热原，内热原到达丘脑下部时，可使中枢合成与释放前列腺素增多，前列腺素作用于体温调节中枢，使体温调节中枢调定点上移，体温的调节功能失常，导致产热大于散热引起实验动物发热。柴胡注射液为临床常用退热药，功能为清热解表，有明显解热作用，用于感冒、流行性感冒等的发热。

【实验器材】数字显示肛温计，家兔固定架，注射器，秒表，棉球，磅秤。

【实验药品】柴胡注射液（2mL/支），伤寒－副伤寒甲－副伤寒乙三联菌苗，0.9%生理盐水，液体石蜡，75%酒精，苦味酸。

【实验动物】家兔4只，普通级，雄性，体重1.5～2.5kg。

【实验方法】

1. 分组与给药　取禁食12小时体重相近的家兔4只，随机分为2组，分别为对照组和给药组，每组2只，苦味酸标记，磅秤称重。

2. 处理与观察　实验前先测量各组家兔肛温2次，取平均值作为正常体温。然后各组家兔分别耳缘静脉注射伤寒－副伤寒甲－副伤寒乙三联菌苗1mL/kg体重，1小时后测定肛温，待体温升高大于0.8℃，给药组家兔肌注柴胡注射液0.35mL/kg体重，对照组家兔肌注等容量生理盐水。于给药后30分钟、60分钟、90分钟、120分钟分别测定家兔肛温。实验结束后，综合全实验室数据，进行统计分析。

【实验结果】将实验结果填入记录表。

表5-2　柴胡注射液对发热家兔体温的影响

组　别	动物编号	正常体温（℃）	致热后体温（℃）	给药后体温（℃）			
				30分钟	60分钟	90分钟	120分钟
对照组	1						
	2						
给药组	1						
	2						

【注意事项】

1. 家兔应健康，体温在38.5～39.5℃范围内。

2. 每次测肛温前应在肛温计前部涂以少许液体石蜡，测量肛温时操作应轻柔。

3. 使用肛温计时，先按下开关按钮，插入肛门深度为4～5cm。当显示器上的"℃"标记停止闪烁时（约需1分钟）取出，记录体温后关闭电源。注意勿使任何液体接触显示器和开关等部位。

4. 实验结束后，用中性洗涤剂浸过的抹布擦净肛温计感温部位，待肛温计干燥后再放回盒内保存。

>> 参 考 文 献

［1］陈奇．中药药理研究方法学［M］．北京：人民卫生出版社，1993：240.

［2］刘国清，余林中，莫志贤，等．发汗实验方法研究［J］．中药药理与临床，2005，21（4）：64-65.

［3］李仪奎，王钦茂，周金黄，等．中药药理实验方法学［M］．上海：上海科学技术出版社，1991：323.

［4］杨进，陆平成，龚婕宁．表证动物模型研制的思路与方法［J］．中国中医药科技，1996，3（1）：35-36.

［5］杨士友，孙备，裴月梅，等．风寒表证和寒凝血瘀证动物模型的研究［J］．

中国中医基础医学杂志，1997，3（1）：54－56.

[6] 沈映君，王一涛，王家葵，等．解表方药研究的思路与实践［J］．中医杂志，1992（5）：51－53.

[7] 杨金蓉，沈慎，宋军，等．川芎挥发油对啤酒酵母发热模型大鼠下丘脑 cAMP 含量的影响［J］．中国中医急症，2008，17（7）：961－963.

第六章　清热药实验

　　清热药是指以清解里热为主要作用的中药。清热药药性寒凉，味苦，多入肺、胃、心、肝、大肠经，具有清热泻火、燥湿、凉血、解毒及清虚热等功效，主要用于外感热病，湿热泻痢，瘟毒发斑，痈肿疮毒及阴虚发热等里热证。现代药理学研究证实，里热证涉及多种传染性、感染性疾病，也包括肿瘤、某些出血性疾病及过敏性疾病等非感染性疾病。本类药物主要具有抗病原体、抗毒素、解热、抗炎、免疫调节、抗肿瘤等作用。

　　清热药根据其药性和功效的不同，可分为清热泻火药、清热燥湿药、清热解毒药、清热凉血药和清虚热药五类。常用药物有石膏、知母、栀子、黄芩、黄连、黄柏、金银花、连翘、板蓝根、鱼腥草、蒲公英、生地黄、青蒿等。常用的清热方剂和成药有白虎汤、黄连解毒汤、清开灵注射液、连花清瘟胶囊、双黄连口服液、牛黄解毒丸、板蓝根颗粒、银黄颗粒等。

一、常用实验方法

（一）抗病原微生物实验法

1. 抗菌实验

　　（1）体外抗菌实验　将含不同浓度受试中药的培养基与测试细菌同时温育，观察其对细菌生长繁殖的影响，测定中药最低抑菌浓度（MIC）或最低杀菌浓度（MBC），判断受试中药抗菌作用的强弱。

　　①纸片扩散法：用无菌棉签蘸取菌液，均匀划线接种于肉汤琼脂平面上，待其干燥数分钟后，在琼脂表面放置浸有定量受试中药的滤纸片，37℃孵育18~24小时后，测量抑菌圈的直径。

　　②琼脂稀释法：用吸管吸取不同浓度受试中药2mL分别放于空平皿内，依次加入融化的琼脂培养基13mL，使其最终体积为15mL，混匀，待凝固后即成含药量不同的琼脂平板。用接种环分别蘸取新鲜培养的菌液，划线接种于含药平板的不同区域，37℃孵育18~24小时，检查平板上有无细菌生长，将菌落数小于或等于3个的平板中药物浓度定为最低抑菌浓度（MIC）。

　　③肉汤稀释法：将受试中药用肉汤培养基按比例稀释，每管2mL，另设不含药液的肉汤作对照管，每管加入0.1mL肉汤菌液。将菌液与含药肉汤混匀后于37℃孵育

18～24 小时，检查试管中有无细菌生长，以不混浊、细菌未生长的一支试管的稀释度作为最低抑菌浓度。

（2）体内实验　将致死量菌液（如金黄色葡萄球菌、大肠杆菌等）经腹腔注射于动物体内造成感染，在感染前或感染后给予受试中药，以动物存活率及存活时间作为评价指标。

2. 抗病毒实验

（1）体外抗病毒　通常采用病毒鸡胚接种法或组织培养法，观察受试中药对病毒繁殖的抑制作用。

①细胞培养法：几乎所有的人类病毒都可在离体细胞上生长繁殖，细胞感染病毒后便呈现病变状态，通过细胞发生的病变情况可反映受试中药对病毒的直接作用。

A. 细胞病变法：将不同浓度的受试中药及足量病毒加入到 96 孔细胞培养板内，37℃孵育培养。病毒对感染细胞可产生明显的病变，在光学显微镜下可见细胞变圆，折光增加，空泡形成，细胞融合，细胞溶解等，于孵育的不同时间观察细胞病变情况，观察受试中药作用。

B. 空斑降低测定法：非洲绿猴肾细胞（Vero 细胞）长成单层后，接种病毒液，37℃吸附 1 小时，加入含不同浓度受试中药的 0.6% 琼脂糖维持液，37℃培养。能引起细胞病变的病毒都可使感染病毒的细胞形成空斑，计数空斑数可反映病毒增殖及致细胞病变情况。

C. 定量血吸附测定法：病毒感染细胞后，细胞表面可特异性吸附红细胞，吸附程度可反映病毒的复制程度，用去离子水溶解红细胞，以分光光度法测定血红蛋白量，可定量反映病毒生长的抑制程度。在培养的细胞中加入不同浓度受试中药药液，再加入病毒液，37℃孵育后加入 0.5% 的红细胞，4℃吸附 15 分钟，用 4℃磷酸盐缓冲液洗涤两次，加入定量 37℃去离子水使吸附的红细胞溶解，分光光度计于 410nm 处测定吸光度（OD）值，计算血红蛋白量及抑制病毒血细胞吸附作用 50% 的中药浓度。

②鸡胚法：病毒可在鸡胚中生长复制并引起病变或致鸡胚死亡，观察鸡胚病变程度及死亡情况，可反映药物的抗病毒活性。但因鸡胚细胞与哺乳动物细胞特别是人体细胞有一定差异，现在常作为初选。

A. 鸡胚保护实验：将 0.2mL 受试中药注入鸡胚尿囊内，1 小时后再向鸡胚尿囊内注入 0.1mL 病毒。37℃孵育 48 小时，然后置于 4℃冰箱中过夜，次日取出，取尿囊液做血凝实验，以其血凝滴度评价药物的抗病毒作用。

B. 治疗实验：将 0.1mL 病毒注入 10 日龄鸡胚尿囊内，置于 37℃温箱 1 小时后，向鸡胚内注入药物 0.2mL。孵育，取尿囊液做血凝实验，以其血凝滴度评价受试中药的抗病毒作用。

③接触实验：将已知浓度的病毒与受试中药混合，作用 10 分钟～2 小时后，将混合物 0.5mL 注入鸡胚内，孵育，取尿囊液做血凝实验，以其血凝滴度评价中药的抗病毒作用。

（2）**整体动物实验法**　常用实验动物为小鼠，先将病毒接种入小鼠体内，再给受试中药进行治疗，通过小鼠的存活时间或存活率及器官病变程度来评价药物抗病毒作用。如常用流感病毒致小鼠出血性肺炎模型来评价中药抗流感病毒作用，实验时将血凝滴度为 1:64 的流感病毒液稀释成 10^{-4}，乙醚麻醉小鼠，用流感病毒液 0.2mL 滴鼻染毒。以小鼠全肺重、肺中流感病毒量及死亡率为指标，观察受试中药体内抗病毒作用。

（二）抗内毒素实验

1. 鲎试剂法　鲎血细胞内富含细胞质颗粒，内含酶系统，在极微量内毒素存在时，即可激活酶系统，使凝固蛋白原转变为凝固蛋白，形成凝胶。

（1）**凹板法**　将鲎试剂 20μL、内毒素 10μL 及不同浓度的受试中药药液 10μL 加入凹微量血凝板内，观察凝胶形成反应。

（2）**试管法**　将鲎试剂 0.1mL、内毒素 0.05mL 及不同浓度的药液依次加入试管内，观察凝胶形成反应。

2. 体内法　动物静脉注射内毒素，用鲎试剂观察受试中药对内毒素作用的影响。实验一般选用小鼠，小鼠尾静脉注射内毒素 10ng/只，采血，离心取血浆，加等量三氯甲烷抽提震荡 1 小时，离心，取中层血浆沉淀物用鲎试剂测定内毒素含量。

3. 内毒素拮抗实验

（1）**伤寒杆菌内毒素致家兔毒性反应**　家兔给药后，耳缘静脉注射伤寒杆菌内毒素 1.025mg/kg 体重，观察动物体温、食欲、体重等变化。

（2）**大肠杆菌内毒素致大鼠毒性反应**　常用动物为家兔或大鼠。大鼠给药后，静脉注射 5μg/100g 体重大肠杆菌内毒素，观察动物死亡率及体温变化。

（3）**大肠杆菌内毒素致小鼠毒性反应**　小鼠给药后，腹腔注射大肠杆菌内毒素 20μg/kg 体重，观察内毒素休克小鼠的生存时间。

（三）解热实验

家兔或大鼠皮下或静脉注射致热原（如伤寒和副伤寒菌苗、细菌培养液、内毒素、内生性致热原、酵母混悬液、松节油和二硝基苯酚等），造成动物发热模型，于致热前或发热后给予受试中药干预，通过体温的变化，评价受试中药的解热作用。

二、常用动物模型

（一）感染性发热模型

1. 注射伤寒－副伤寒甲－副伤寒乙三联菌苗法　家兔静脉注射三联菌苗 0.5～2.0mL/kg 体重，注入 1～2 小时后即可致直肠温度上升 1.0～1.5℃，可持续 3～4 小时。

2. 注射大肠杆菌菌液法　大鼠静脉注射大肠杆菌混悬液（10^6～10^7 个/0.5mL），3.5～4 小时后体温可升高 1.7～2℃。

3. 注射内毒素法　家兔静脉注射大肠杆菌或伤寒杆菌内毒素 5～10μg/kg 体重，或大鼠腹腔注射 50μg/kg 体重，1.5 ~ 2 小时体温升至峰值。

4. 注射酵母混悬液法 大鼠背部皮下注射 20% 干酵母混悬液或 10% 啤酒酵母混悬液 10mL/kg 体重，3 小时后体温上升，6 小时达高峰，体温可升高 1.2 ~ 2.2℃。

（二）非感染性发热模型

1. 松节油致发热法 家兔背部皮下注射松节油 0.4mL/kg 体重，18 ~ 20 小时引起发热，24 ~ 36 小时达到高峰。

2. 2,4 - 二硝基苯酚致发热法 家兔背部皮下注射 2% 的 2,4 - 二硝基苯酚乙醇溶液（或水溶液）30mg/kg 体重，或大鼠皮下注射 15mg/kg 体重，15 ~ 20 分钟开始发热，1 ~ 1.5 小时达到高峰，体温可升高 2 ~ 3℃。

3. 角叉菜胶致发热法 大鼠后足趾皮下注射 1% 角叉菜胶混悬液 0.1mL/只，4 小时后体温开始升高，6 ~ 7 小时达高峰。

4. 注入异性蛋白法 家兔肌注 10% 蛋白胨 1.0g/kg 体重，2 ~ 3 小时体温显著升高；家兔皮下注射脱脂牛乳 3 ~ 5mL/只，3 小时后体温升高 1.0 ~ 1.5℃。

（三）中医热证模型

1. 大鼠实热证模型 根据中医"气有余便是火"的理论，补气太过可产生实热证。大鼠灌胃补气中药（党参：黄芪为 1:1），4mL/只，连续 21 天。

2. 大鼠虚热证模型 ①雌性大鼠灌胃温热中药：（附子 12g，干姜 10g，肉桂 10g，党参 10g，黄芪 10g，白术 10g，常规水煎煮 2 次，合并水煎液，水浴浓缩至 2.05g 生药/mL），剂量为 20.5g 生药/kg 体重，连续 21 天。②雌性大鼠灌胃温热中药：（附子 10g，肉桂 10g，干姜 10g，常规水煎煮 2 次，合并水煎液，水浴浓缩至 2g 生药/mL），剂量为 20g 生药/kg 体重，连续 14 天。③小鼠灌胃温热中药：（附子 10g，肉桂 10g，仙茅 10g，仙灵脾 10g，常规水煎煮 2 次，合并水煎液，水浴浓缩至 3.23g 生药/mL），剂量为 32.3g 生药/kg 体重，连续 7 天。④小鼠灌胃温热中药：（附子 10g，麻黄 10g，苍术 10g，猪苓 10g，干姜 10g，常规水煎煮 2 次，合并水煎液，水浴浓缩至 3.75g 生药/mL），剂量为 75g 生药/kg 体重，给药后 30 分钟，出现热证表现。

实验 6 - 1 　白虎汤对干酵母致大鼠发热模型体温的影响

【实验目的】学习用干酵母致大鼠发热模型的实验方法；观察白虎汤的解热作用。

【实验原理】注射外源性致热因子（干酵母混悬液），可使大鼠产生和释放内热原，引起体温调定点上移，导致大鼠体温升高。白虎汤具有清热除烦，生津止渴的功效；用于阳明气分热盛证，壮热面赤，烦渴引饮，汗出恶热；中药药理研究表明其有明显的解热作用。

【实验器材】数字显示测温计，注射器，大鼠灌胃器，秒表，天平。

【实验药品】白虎汤水煎液（石膏 50g，知母 18g，甘草 6g，粳米 9g，常规水煎煮 2

次，合并水煎液，水浴浓缩至 1.4g 生药/mL），0.9% 生理盐水，20% 干酵母混悬液，液体石蜡，苦味酸。

【实验动物】SD 或 Wistar 大鼠 6 只，清洁级，雄性，体重 180~220g。

【实验方法】

1. 分组与给药　取禁食 12 小时体重相近的大鼠 6 只，随机分为 2 组，分别为对照组和给药组，每组 3 只，苦味酸标记，天平称重。

2. 处理与观察　实验前先测量每只大鼠肛温 2 次，取平均值作为正常体温。然后各组大鼠背部皮下注射 20% 干酵母混悬液 1mL/100g 体重，每隔 1 小时测量一次肛温，待体温升高大于 0.8℃，给药组大鼠灌胃白虎汤水煎液 14.0g 生药/kg 体重，给药容量为 1mL/100g 体重，对照组灌胃等容量蒸馏水。于给药后 30 分钟，60 分钟，90 分钟，120 分钟分别测定大鼠肛温。实验结束后，综合全实验室结果，进行统计分析。

【实验结果】将实验结果填入记录表。

表 6-1　白虎汤对干酵母致大鼠发热模型体温的影响

组　别	动　物 编　号	正常体温 （℃）	致热后体温 （℃）	给药后体温（℃）			
				30 分钟	60 分钟	90 分钟	120 分钟
对照组	1						
	2						
	3						
给药组	1						
	2						
	3						

【注意事项】

1. 酵母悬液制备　称取干酵母 10g，置于乳钵中，加适量生理盐水研磨，转移至 50mL 容量瓶中，定容至刻度（20%），须临用前配制。

2. 每次测肛温前将数字显示温度计前部涂少量液体石蜡，插入肛门约 2cm，应保证每次测肛温的位置恒定，测温时操作尽量轻柔。

实验 6-2　清开灵注射液对内毒素致家兔发热模型体温的影响

【实验目的】学习内毒素性家兔发热模型的实验方法；观察清开灵注射液的解热作用。

【实验原理】内毒素作为常用致热原，进入机体后可激活单核巨噬细胞产生内热原，于下丘脑前部引起体温调节中枢环核苷酸系统改变，前列腺素合成增加，体温调定点上移，导致家兔体温升高。清开灵注射液具有清热解毒，化痰通络，醒神开窍功效；用于热病神昏，中风偏瘫，神志不清；中药药理研究证实其有明显的解热作用。

【实验器材】数字显示温度计，注射器，秒表，磅秤。

【实验药品】清开灵注射液（2mL/支），10μg/mL 大肠杆菌内毒素，0.9% 生理盐水，液体石蜡，苦味酸。

【实验动物】家兔4只，普通级，雄性，体重 1.5~2.5kg。

【实验方法】

1. 分组与给药　取禁食 12 小时体重相近的家兔 4 只，随机分为 2 组，分别为对照组和给药组，每组 2 只，苦味酸标记，磅秤称重。

2. 处理与观察　实验前先测量各组家兔肛温 2 次，取平均值作为正常体温。然后各组家兔分别耳缘静脉注射大肠杆菌内毒素液 1mL/kg 体重，每隔 30 分钟测量一次肛温，待体温升高大于 0.8℃，给药组家兔耳缘静脉注射清开灵注射液 2mL/kg 体重，对照组家兔静脉注射等容量生理盐水。于给药后 30 分钟，60 分钟，90 分钟，120 分钟分别测定家兔肛温。实验结束后，汇总全实验室结果，进行统计分析。

【实验结果】将实验结果填入记录表。

表 6-2　清开灵注射液对内毒素致家兔发热模型体温的影响

组　别	动物编号	正常体温（℃）	致热后体温（℃）	给药后体温（℃）			
				30 分钟	60 分钟	90 分钟	120 分钟
对照组	1 2						
给药组	1 2						

【注意事项】

1. 家兔应健康，体温在 38.5~39.5℃ 范围内。

2. 每次测肛温前应在肛温计前部涂以少许液体石蜡，测量肛温时操作应轻柔。

3. 使用肛温计时，先按下开关按钮，插入肛门深度为 4~5cm。当显示器上的"℃"标记停止闪烁时（约需 1 分钟）取出。记录体温后关闭电源。注意勿使任何液体接触显示器和开关等部位。

4. 实验结束后，用中性洗涤剂浸过的抹布擦净肛温计感温部位。待肛温计干燥后再放回盒内保存。

实验 6-3　连花清瘟胶囊对 2,4-二硝基苯酚致大鼠发热模型体温的影响

【实验目的】学习 2,4-二硝基苯酚致大鼠发热模型的实验方法；观察连花清瘟胶囊的解热作用。

【实验原理】2,4-二硝基苯酚是一种代谢刺激剂，注入体内可引起产热增加，造成机体发热，而类似于"里热证"表现。连花清瘟胶囊具有清瘟解毒、宣肺泄热的功

效，用于治疗流行性感冒属热毒袭肺证，中药药理研究证实其有明显的解热效果。

【实验器材】数字显示温度计，注射器，大鼠灌胃器，秒表，天平。

【实验药品】连花清瘟胶囊（0.35g/粒），0.15% 2,4 - 二硝基苯酚溶液，5mol/L NaOH 溶液，0.9%生理盐水，液体石蜡，苦味酸。

【实验动物】SD 或 Wistar 大鼠 6 只，清洁级，雄性，体重 180～220g。

【实验方法】

1. 分组与给药 取禁食 12 小时体重相近的大鼠 6 只，随机分为 2 组，分别为对照组和给药组，每组 3 只，苦味酸标记，天平称重。

2. 处理与观察 实验前先测量各组大鼠肛温 2 次，取平均值作为正常体温。然后给药组大鼠灌胃连花清瘟胶囊混悬液 1.4g/kg 体重，给药容量为 1mL/100g 体重，对照组灌胃等容量蒸馏水。给药后 40 分钟，各组大鼠分别背部皮下注射 2,4 - 二硝基苯酚 1mL/100g 体重。于造模后 30 分钟、60 分钟、90 分钟、120 分钟分别测定大鼠肛温。实验结束后，汇总全实验室结果，统计分析。

【实验结果】将实验结果填入记录表。

表 6 - 3　连花清瘟胶囊对 2,4 - 二硝基苯酚致大鼠发热模型体温的影响

组　别	动　物编　号	正常体温（℃）	致热后体温（℃）	给药后体温（℃）			
				30 分钟	60 分钟	90 分钟	120 分钟
对照组	1 2						
给药组	1 2						

【注意事项】

1. 2,4 - 二硝基苯酚溶液的配制：精密称取 2,4 - 二硝基苯酚（分析纯）150mg，置于 80mL 生理盐水中，滴加 5mol/L 的 NaOH 溶液，不断搅拌，待药液澄明变为亮黄色，再加入生理盐水定容至 100mL，临用前配制。

2. 大鼠一般注射 2,4 - 二硝基苯酚 20 分钟后体温开始升高，60～90 分钟达到峰值，通常可持续 3 小时。

3. 每次测肛温前数字显示温度计前部涂少量液体石蜡，插入肛门约 2cm，应保证每次测肛温的位置恒定，测温时操作尽量轻柔。

实验 6 - 4　连花清瘟胶囊对金黄色葡萄球菌感染小鼠的保护作用

【实验目的】学习中药体内抗菌实验方法；观察连花清瘟胶囊对小鼠金黄色葡萄球菌感染的保护作用。

【实验原理】腹腔注射致死量的金黄色葡萄球菌，可造成小鼠感染死亡。连花清瘟

胶囊具有清瘟解毒、宣肺泄热的功效，主要用于流行性感冒属热毒袭肺证。中药药理研究证明其有明显的体内抗感染作用。

【实验器材】注射器，小鼠灌胃器，天平，酒精灯，灭菌试管，培养皿。

【实验药品】连花清瘟胶囊（0.35g/粒），金黄色葡萄球菌，苦味酸。

【实验动物】KM 小鼠 6 只，清洁级，雄性，体重 18~22g。

【实验方法】

1. 分组与给药 取体重相近的 KM 小鼠 6 只，随机分为 2 组，分别为对照组和给药组，每组 3 只，苦味酸标记，天平称重。给药组小鼠灌胃连花清瘟胶囊混悬液 1.4g/kg 体重，给药容量为 0.2mL/10g 体重，对照组灌胃等容量蒸馏水，每天 1 次，连续 5 天。

2. 处理与观察 末次给药前 12 小时禁食，末次给药后 30 分钟，给各组小鼠分别腹腔注射最小致死量的金黄色葡萄球菌混悬液 0.5mL/只，记录各组小鼠 48 小时存活情况。实验结束后，汇总全实验室结果，进行统计分析。

【实验结果】将实验结果填入记录表。

表 6-4 连花清瘟胶囊对金黄色葡萄球菌感染小鼠的保护作用

组　别	动　物 编　号	给药剂量 （g/kg 体重）	小鼠存活情况	
			存活	死亡
对照组	1			
	2			
	3			
给药组	1			
	2			
	3			

【注意事项】

1. 实验前应进行预实验，找出能造成小鼠 80%~100% 死亡的菌液浓度。

2. 腹腔注射金黄色葡萄糖球菌混悬液应严格注意无菌操作。

实验 6-5　双黄连口服液对热证模型小鼠的影响

【实验目的】学习温热中药致小鼠热证模型的实验方法；观察双黄连口服液对热证模型小鼠的影响。

【实验原理】临床研究表明过服热性方药可致患者体质改变，其基础痛阈降低。双黄连口服液为临床常用清热药，由金银花、黄芩、连翘组成，其药性寒凉，可缓解热证表现。

【实验器材】热板仪，秒表，注射器，小鼠灌胃器，天平。

【实验药品】双黄连口服液（10mL/支），温热中药混悬液（附子10g，麻黄10g，苍术10g，猪苓10g，干姜10g，常规水煎煮 2 次，合并水煎液，水浴浓缩至 3.75g 生药/mL），苦味酸。

【实验动物】KM 小鼠 9 只，清洁级，雌性，体重 18～22g。

【实验方法】

1. 分组与给药 取禁食 12 小时体重相近的小鼠 9 只，随机分为 3 组，分别为正常组、模型组和给药组，每组 3 只，苦味酸标记，天平称重。

2. 处理与观察 调节热板仪温度恒定在 55℃ ±0.5℃。每次取小鼠 1 只，放入热板仪内。记录自放入热板仪至出现舔后足所需时间，作为该鼠的正常痛阈值。模型组和给药组小鼠灌胃热性中药 0.75g 生药/10g 体重，给药容量为 0.2mL/10g 体重，正常组灌胃等容量蒸馏水。给热性中药 1 小时后，测量并记录各鼠痛阈值。然后给药组小鼠灌胃双黄连口服液 0.1mL/10g 体重，给药容量为 0.2mL/10g 体重，正常组和模型组灌胃等容量蒸馏水。给药后 30 分钟、60 分钟、90 分钟、120 分钟分别测定各鼠痛阈值。实验结束后，汇总全实验室数据，进行统计分析。

【实验结果】将实验结果填入记录表。

表 6-5　双黄连口服液对热证模型小鼠的影响

组　别	动　物编　号	正常痛阈值（秒）	造模后痛阈值（秒）	给药后痛阈值（秒）			
				30 分钟	60 分钟	90 分钟	120 分钟
正常组	1						
	2						
	3						
模型组	1						
	2						
	3						
给药组	1						
	2						
	3						

【注意事项】

1. 实验应选雌性小鼠，雄性小鼠受热后阴囊松弛，会触及热板。

2. 一般小鼠在放入热板仪后 10～15 秒内会出现不安，举前肢，踢后腿，跳跃等均显现。这些动作均不作为疼痛指标，只有舔后足才作为疼痛的指标。

3. 若小鼠在热板上超过 60 秒仍无痛觉反应，应取出按 60 秒计。

》》 参 考 文 献

［1］戴敏．医药学基础实验［M］．北京：化学工业出版社，2007：60-83.

［2］陈奇．中药药理研究方法学［M］．北京：人民卫生出版社，1993：259-285.

［3］刘晓帆，张艳，王宇翎．抗病毒口服液在鸡胚内的抗病毒作用研究［J］．安徽医药，2004，8（4）：249-250.

［4］欧敏，杜怀棠，段蕴铀．清肺饮对小鼠流感病毒性肺炎病理变化的影响［J］．北京中医药大学学报，2002，25（6）：25－27.

［5］曾南．药理与中药药理实验［M］．北京：科学出版社，2008：82－83.

［6］徐叔云，陈修，卞如濂．药理实验方法学［M］．北京：人民卫生出版社，2002：934－935.

［7］苗明三，朱飞鹏．常用医药研究动物模型［M］．北京：人民卫生出版社，2007：39－541.

［8］苗明三．实验动物和动物实验技术［M］．北京：中国中医药出版社，1997：190－192.

［9］邓春雷，殷克敬．实验针灸学［M］．北京：人民卫生出版社，1998：128.

［10］梁月华．寒热本质研究进展［J］．中医杂志，1996，37（12）：747.

第七章　泻下药实验

　　泻下药是指能引起腹泻或润滑大肠，促进排便的中药。泻下药药性多苦寒或甘平，多入胃、大肠经，具有泻下通便、消除积滞、通腑泄热、祛除水饮等功效，主要用于热结便秘、寒积便秘、肠胃积滞、实热内结及水肿停饮等里实证。现代药理学研究证实，泻下药具有泻下、抗炎、抗菌、抗病毒、利尿、抗肿瘤等药理作用。

　　泻下药根据其作用程度和功效不同，可分为攻下药、润下药和峻下逐水药三类。常用药物有大黄、番泻叶、芦荟、芒硝、火麻仁、郁李仁、巴豆、商陆等，常用泻下方剂和成药有大承气汤、小承气汤、麻仁软胶囊、五仁润肠丸、麻仁润肠丸、大承气颗粒等。

一、常用实验方法

（一）小肠推进实验

　　用含有色素（炭末、墨汁等）的泻下药给大鼠或小鼠灌胃，给药后40分钟脱颈椎处死，立即解剖，观察色素在小肠推进的距离，通过小肠推进率反映泻下药对小肠运动的影响。

（二）大肠推进实验

　　用含有色素（炭末、墨汁等）的泻下药经结肠给予大鼠，观察色素在大肠推进的距离，通过大肠推进率反映泻下药对大肠运动的影响。

（三）酚红排空定量测定实验

　　大鼠灌服0.5%酚红糊剂后，测定有色物质酚红在胃肠道内不同部位的含量，定量分析泻下药的肠道推进作用。

（四）排便实验

　　根据指示剂（炭末、墨汁等）的排出时间和排出数量，观察泻下药通便作用起效时间、粪便的性状和数量，分析泻下效果。

（五）不同肠段水分测定实验

　　给药后处死动物，剪取小肠、大肠，分别称量湿重；烘干后，再称量干重。湿重与干重差即为含水量。通过测定不同肠段含水量，初步分析泻下药的作用机理。

二、常用动物模型

（一）寒积型便秘模型

根据寒积中阻致腑气不通的中医理论，小鼠灌胃给予 1% 活性炭冰水混悬液（2℃）0.1mL/只，连续 3 日，可致小鼠寒积便秘。

（二）实热型便秘模型

大鼠连续 12 天灌服热性中药（附子 10g，肉桂 10g，干姜 10g，常规水煎煮 2 次，合并水煎液，水浴浓缩至 2g 生药/mL）20g 生药/kg 体重，实验第 13、14 天灌胃 10% 大鼠自身粪便混悬液 2mL，第 15 天腹腔注射 10^{11} 个/mL 大肠杆菌灭活菌液 0.1mL，可造成大鼠肠道动力障碍，出现大便秘结。

（三）失水燥结型便秘模型

小鼠连续 3 天喂饲大米，同时禁水，可致小鼠体重减轻，粪便质硬成珠，造成失水燥结便秘。

（四）阴虚血瘀型便秘模型

利用甲状腺素可加速机体代谢，利血平可耗竭去甲肾上腺素，使副交感神经功能亢进，^{60}Co 照射可损害血液系统致血流滞缓，三者合用可致阴虚血瘀型便秘。小鼠灌胃给予甲状腺素 3mg/只和利血平 0.02mg/只，连续 7 天，并在第 6 天用 ^{60}Co 放疗机以 1Gy 进行全身照射 1 次，可造成小鼠体重下降，粪便干结，肠推进率减慢等。

（五）脾虚型便秘模型

1. 过食肥甘法　根据饮食失节导致脾虚，脾虚气血不足使肠道推进无力致便秘的中医理论，喂饲小鼠 100% 精炼猪油 0.5mL/只，每天 2 次，连续 8 天，可致小鼠体重下降，粪便量少且干硬。

2. 食醋加活性炭冰水法　根据"味过于酸，脾气乃绝""欲令脾实，食勿太酸""过寒伤阳"等中医理论，小鼠第 1 天灌胃白醋 0.5mL/只，以后每天灌胃 0.15mL/10g 体重，连续 9 天；自第 7 天起，给白醋的同时灌服 10% 2℃活性炭冰水混悬液 0.25mL/10g 体重，连续 3 天。可致小鼠腹胀，体重减轻，首粒排便时间延迟，排便粒数减少等。

3. 过度疲劳加饥饱失常加缺水燥结法　根据劳倦伤脾，饮食失节损伤脾胃及津液亏枯致便秘等中医理论，小鼠隔日进食，同时每天游泳 2 次，每次 5 分钟，连续 15 天；从第 13 天起禁水只喂大米，持续 3 天。可致小鼠皮松毛竖，缺乏光泽，消瘦，首粒排便时间延迟，粪便干结且粒数减少，肠推进率减慢等。

（六）药物型便秘模型

1. 硫糖铝法　硫糖铝可附着在胃肠黏膜表面使胃肠液体渗出减少，胃肠运动减慢。给小鼠灌胃硫糖铝，第1天剂量为1g/kg体重，第2天剂量为1g/kg体重，第3天剂量为0.5g/kg体重，可致小鼠便秘。

2. 复方地芬诺酯法　复方地芬诺酯能消除局部黏膜的蠕动反射，促进肠内水分吸收。小鼠一次性灌胃给予复方地芬诺酯50mg/kg体重，可致小鼠排便粒数显著减少。

3. 次碳酸铋法　次碳酸铋有止泻作用，大鼠灌服75%次碳酸铋混悬液10mL/只，每天2次，连续4天，可造成大鼠便秘。

4. 复方苯乙哌啶法　复方苯乙哌啶可反射性减弱肠蠕动，使肠内容物滞留，促进肠内水分吸收，造成便秘。小鼠灌胃20mg/kg体重复方苯乙哌啶，可使小鼠首粒粪便排出时间延长，粪便粒数减少。

（七）直肠缩窄型便秘模型

将大鼠麻醉，打开腹腔暴露直肠，用10号丝线经腹壁从距肛门1~1.5cm处采用"8"字形从直肠下方绕过再经腹壁引出，在引出的丝线内套入直径为0.5cm的铁丝打结，退出铁丝后，直肠被部分缩窄并悬吊于腹壁，关闭腹腔，术后可见大鼠不排便。

实验7-1　麻仁软胶囊对小鼠小肠推进作用的影响

【实验目的】 学习半固体营养糊法观察小肠推进作用的实验方法；观察麻仁软胶囊对小鼠小肠推进作用的影响。

【实验原理】 将混有黑色炭末的半固体营养糊给小鼠灌服，可根据半固体营养糊在肠道的推进距离，评价小肠推进作用。麻仁软胶囊为临床常用泻下中药，具有润肠通便功效，临床用于肠燥便秘的治疗，有很好的疗效。

【实验器材】 手术剪，眼科镊，直尺，注射器，小鼠灌胃器，烧杯，搪瓷盘，天平。

【实验药品】 麻仁软胶囊（0.6g/粒），半固体营养糊（羧甲基纤维素2.5g，奶粉4g，糖2g，淀粉2g加62.5mL水，1mL碳素墨水，配成75mL约75g的糊状物），苦味酸。

【实验动物】 KM小鼠6只，清洁级，雄性，体重18~22g。

【实验方法】

1. 分组与给药　取禁食24小时体重相近的小鼠6只，随机分为2组，分别为对照组和给药组，每组3只，苦味酸标记，天平称重。给药组小鼠灌胃麻仁软胶囊混悬液1.2g/kg体重，给药容量为0.2mL/10g体重，对照组小鼠灌胃等容量蒸馏水。

2. 处理与观察　给药40分钟后，各组小鼠灌胃半固体营养糊0.8mL/只。灌胃半固体营养糊30分钟后，脱颈椎处死小鼠，打开腹腔，剪取幽门至回盲部的肠管，置于托盘上。轻轻将小肠拉成直线，用直尺测量肠管长度作为"小肠全长"；从幽门至营养糊黑色前沿的距离作为"半固体营养糊在肠内推进距离"。取各组小鼠平均值，用公式计算半固体营养糊推进百分率。实验结束后，汇总全实验室数据，进行统计分析。

$$推进率（\%）=\frac{半固体营养糊在肠内推进距离（cm）}{小肠全长（cm）}\times100\%$$

【实验结果】将实验结果填入记录表。

表7-1 麻仁软胶囊对小鼠小肠推进作用的影响

组 别	动 物 编 号	小肠总长度 （cm）	营养糊推进距离 （cm）	推进率 （%）
对照组	1			
	2			
	3			
给药组	1			
	2			
	3			

【注意事项】

1. 剖取小肠操作应轻柔，避免牵拉，否则影响测量结果。

2. 实验中小鼠处死时间应确保一致。

实验7-2 麻仁润肠丸对小鼠排便的影响

【实验目的】学习半固体营养糊法；观察麻仁润肠丸对小鼠排便的影响。

【实验原理】以黑色炭末为指示剂，根据排黑便的时间、性状和数量，评价排便作用。麻仁润肠丸为临床常用泻下药，具有明显的润肠通便作用，用于肠胃积热、胸腹胀满、大便秘结等。

【实验器材】注射器，小鼠灌胃器，大烧杯，滤纸，镊子，秒表，天平。

【实验药品】麻仁润肠丸（6g/丸），半固体营养糊（羧甲基纤维素2.5g，奶粉4g，糖2g，淀粉2g加62.5mL水，1mL碳素墨水，配成75mL约75g的糊状物），苦味酸。

【实验动物】KM小鼠6只，清洁级，雄性，体重18~22g。

【实验方法】

1. 分组与给药 取禁食24小时体重相近的小鼠6只，随机分为2组，分别为对照组和给药组，每组3只，苦味酸标记，天平称重。给药组小鼠灌胃麻仁润肠丸混悬液6.2g/kg体重，给药容量为0.2mL/10g体重，对照组小鼠灌胃等容量蒸馏水。

2. 处理与观察 给药后40分钟，各组小鼠灌胃半固体营养糊0.8mL/只。然后分别置于铺有滤纸的大烧杯内进行观察，记录小鼠出现黑便的时间、性状和粒数，连续观察4小时。实验结束后，汇总全实验室数据，进行统计分析。

【实验结果】将实验结果填入记录表。

表7-2 麻仁润肠丸对小鼠排便的影响

组 别	动 物 编 号	开始排便时间 （分钟）	4 小时排黑便数 （粒）	黑 便 性 状
对照组	1 2 3			
给药组	1 2 3			

【注意事项】

1. 开始排便时间，应以第一粒黑便排出时间为准。

2. 黑便计数，应随时将已计数的黑便清除，以便准确计数。

实验7-3 大黄对地芬诺酯致便秘小鼠排便作用的影响

【实验目的】学习地芬诺酯致便秘模型的实验方法；观察大黄对地芬诺酯便秘小鼠排便作用的影响。

【实验原理】地芬诺酯是哌替啶的衍生物，为人工合成的止泻药，能提高肠张力、抑制肠蠕动，使肠内水分吸收增加，致使动物排便减少或难排便，从而引起肠燥便秘。大黄可促进肠蠕动，还可增加肠内水分，而使燥结粪便易于排出，有明显泻下作用。

【实验器材】注射器，小鼠灌胃器，大烧杯，滤纸，秒表，镊子，天平。

【实验药品】大黄水煎液（0.13g 生药/mL），地芬诺酯片（2.5mg/片），半固体营养糊（羧甲基纤维素 2.5g，奶粉 4g，糖 2g，淀粉 2g 加 62.5mL 水，1mL 碳素墨水，配成 75mL 约 75g 的糊状物），苦味酸。

【实验动物】KM 小鼠 9 只，清洁级，雄性，体重 18~22g。

【实验方法】

1. 分组与给药 取禁食 24 小时体重相近的小鼠 9 只，随机分为 3 组，分别为正常组、模型组和给药组，每组 3 只，苦味酸标记，天平称重。给药组小鼠灌胃大黄水煎液 2.6g 生药/kg 体重，给药容量为 0.2mL/10g 体重，正常组和模型组灌胃等容量蒸馏水。给药 40 分钟后，模型组和给药组小鼠分别灌胃地芬诺酯混悬液 50mg/kg 体重造模，给药容量为 0.1mL/10g 体重，正常组灌胃等容量蒸馏水。各组小鼠再分别灌胃给予半固体营养糊 0.5mL/只。

2. 处理与观察 各鼠分别置于铺有滤纸的大烧杯内进行观察，记录小鼠出现黑便的时间、性状和粒数。连续观察 4 小时，实验结束后，汇总全实验室数据，进行统计分析。

【实验结果】将实验结果填入记录表。

表7-3　大黄对地芬诺酯致便秘小鼠排便作用的影响

组　别	动物编号	开始排便时间（分钟）	4小时内排黑便数（粒）	黑便性状	不排便动物数（只）
正常组	1				
	2				
	3				
模型组	1				
	2				
	3				
给药组	1				
	2				
	3				

【注意事项】

1. 大黄不可久煎，否则会影响实验结果。可用生大黄粗粉100g，加8倍量水浸泡30分钟，然后煎煮15分钟，煎液水浴浓缩至0.13g生药/mL。

2. 开始排便时间，应以第一粒黑便排出时间为准。

3. 黑便计数，应随时将已计数的黑便清除，以便准确计数。

实验 7-4　五仁润肠丸对失水性便秘模型小鼠排便作用的影响

【实验目的】学习小鼠失水性便秘模型的实验方法；观察五仁润肠丸对失水性便秘模型小鼠排便作用的影响。

【实验原理】阴虚津亏致肠燥便秘，采用禁水同时喂饲大米可造成小鼠失水性便秘模型。五仁润肠丸为临床常用润下药，具有润肠通便作用，用于津枯肠燥证。

【实验器材】注射器，小鼠灌胃器，大烧杯，滤纸，秒表，镊子，天平。

【实验药品】10%炭末五仁润肠丸混悬液（9g/丸），10%炭末蒸馏水混悬液，苦味酸。

【实验动物】KM小鼠9只，清洁级，雄性，体重18～22g。

【实验方法】

1. 分组与给药　取体重相近的小鼠9只，随机分为3组，分别为正常组、模型组及给药组，每组3只，苦味酸标记，天平称重。正常组小鼠常规饲养，模型组和给药组小鼠在实验前72小时禁水，同时喂饲大米，造成失水性便秘模型。给药组灌胃炭末五仁润肠丸混悬液4.6g/kg体重，给药容量为0.2mL/10g体重，正常组和模型组灌胃等容量炭末蒸馏水混悬液。

2. 处理与观察　各组小鼠分别置于铺有滤纸的大烧杯内进行观察，记录小鼠出现黑便的时间、性状和粒数，连续观察4小时。实验结束后，汇总全实验室数据，进行统计。

【实验结果】将实验结果填入记录表。

表7-4 五仁润肠丸对失水性便秘模型小鼠排便作用的影响

组 别	动 物编 号	开始排黑便时间（分钟）	4 小时排黑便数（粒）	黑 便性 状
正常组	1			
	2			
	3			
模型组	1			
	2			
	3			
给药组	1			
	2			
	3			

【注意事项】

1. 吸取药液前，应将药液摇匀，以保证给药剂量及炭末量准确。
2. 开始排便时间，应以第一粒黑便排出时间为准。
3. 黑便计数，应随时将已计数的黑便清除，以便准确计数。

实验7-5 大承气汤对小鼠不同肠段水分吸收的影响

【实验目的】学习称重法测定不同肠段含水量的实验方法；观察大承气汤对不同肠段水分吸收的影响，探讨其致泻的主要作用部位。

【实验原理】当肠腔内水分含量增加时，肠腔容积增大，肠蠕动亢进而产生泻下作用。大承气汤为临床常用泻下剂，具有峻下热结功效，主要用于阳明腑实证。可根据小鼠不同肠段含水量测定，分析大承气汤致泻作用的主要部位，初步探讨其作用机制。

【实验器材】干燥箱，注射器，小鼠灌胃器，手术剪，眼科镊，方盘，分析天平，天平。

【实验药品】大承气汤（大黄12g，厚朴24g，枳实12g，芒硝6g，常规水煎煮2次，合并水煎液，水浴浓缩至0.7g生药/mL），苦味酸。

【实验动物】KM小鼠6只，清洁级，雄性，体重18~22g。

【实验方法】

1. 分组与给药 取禁食12小时体重相近的小鼠6只，随机分为2组，分别为对照组和给药组，每组3只，苦味酸标记，天平称重。给药组小鼠灌胃大承气汤水煎液14g生药/kg体重，给药容量为0.2mL/10g体重，对照组小鼠灌胃等容量蒸馏水。

2. 处理与观察 给药后40分钟，脱颈椎处死小鼠。打开腹腔，剪取幽门至回盲部段小肠；再于直肠末端结扎，剪断肠管，取出大肠。分别称量小肠和大肠湿重；然后置干燥箱（100℃）内烘干，取出分别称量干重，湿重与干重差即为肠内含水量。实验结束后，汇总全实验室数据，进行统计分析。

【实验结果】将实验结果填入记录表

表 7 – 5　大承气汤对小鼠不同肠段水分吸收的影响

组　别	动物编号	小　肠			大　肠		
		湿重（g）	干重（g）	含水量（g）	湿重（g）	干重（g）	含水量（g）
对照组	1						
	2						
	3						
给药组	1						
	2						
	3						

【注意事项】

1. 本实验剪取肠段时动作一定要轻柔，以免肠管内水分丢失而影响重量。

2. 大承气汤煎煮时大黄应后下，煎煮时间不超过 15 分钟。

实验 7 – 6　大承气汤对大鼠套叠性肠梗阻还纳作用的影响

【实验目的】学习大鼠套叠性肠梗阻的实验方法；观察大承气汤对大鼠套叠性肠梗阻的还纳作用。

【实验原理】适当长度的大鼠肠管经人工套叠后，可在短期内具有一定的自行还纳能力，在促进肠运动的中药作用下，会加速其还纳。大承气汤为临床常用泻下剂，具有峻下热结功效，主要用于阳明腑实证。

【实验器材】手术刀，手术剪，眼科剪，眼科镊，细玻棒，注射器，大鼠灌胃器，缝合针，线，棉花，纱布，天平。

【实验药品】大承气汤（大黄 12g，厚朴 24g，枳实 12g，芒硝 6g，常规水煎煮 2次，合并水煎液，水浴浓缩至 0.9g 生药/mL），10% 水合氯醛，75% 酒精，碘酒，苦味酸。

【实验动物】SD 或 Wistar 大鼠 6 只，清洁级，雄性，体重 180～220g。

【实验方法】

1. 套叠性肠梗阻大鼠模型的制备　大鼠禁食 24 小时，腹腔注射 10% 水合氯醛 350mg/kg 体重，麻醉后剖腹，轻轻提起回盲瓣以上 10～15cm 处的一段肠管，约 4cm。用左手拇指、食指轻捏肠段远端，右手持一圆尖细玻棒，将近端肠管轻轻推入远端肠段的肠腔内，形成顺向单套式肠套叠；术后轻轻复位，缝合伤口。

2. 分组与给药　术后将大鼠分为 2 组，分别为对照组和给药组，每组 3 只，苦味酸标记，天平称重。做十二指肠降段插管，给药组大鼠给予大承气汤水煎液 9g 生药/kg 体重，给药容量为 1mL/100g 体重，对照组给予等容量蒸馏水。

3. 处理与观察　给药 4 小时后，大鼠处死。开腹检查，观察还纳情况。实验结束后，汇总全实验室数据，进行统计分析。

【实验结果】将实验结果填入记录表。

表 7-6　大承气汤对大鼠套叠性肠梗阻还纳作用的影响

组　别	动　物编　号	给药剂量（g 生药/kg）	还纳情况	
			+	-
对照组	1			
	2			
	3			
给药组	1			
	2			
	3			

【注意事项】

1. 套叠手术要熟练、准确、迅速，应提前模拟。
2. 大承气汤煎煮时大黄应后下，煎煮时间不超过 15 分钟。

实验 7-7　大黄对大鼠大肠运动的影响

【实验目的】学习炭末法观察大肠运动的实验方法；观察大黄对大鼠大肠运动功能的影响。

【实验原理】以黑色炭末作为指示剂，其在大肠中的推进距离，可反映大肠运动功能。大黄为常用泻下药，具有泻下通便功效，可促进大肠的运动。

【实验器材】大鼠手术台，注射器，大鼠灌胃器，手术剪，镊子，秒表，天平。

【实验药品】10% 炭末大黄水煎液（0.26g 生药/mL），10% 炭末蒸馏水混悬液，0.9% 生理盐水，10% 水合氯醛，酒精 75%，碘酒，苦味酸。

【实验动物】SD 或 Wistar 大鼠 6 只，清洁级，雄性，体重 180~220g。

【实验方法】

1. 分组与给药　取禁食 24 小时体重相近的大鼠 6 只，随机分为 2 组，分别为对照组和给药组，每组 3 只，苦味酸标记，天平称重。腹腔注射 10% 水合氯醛 350mg/kg 体重，麻醉后仰位固定于大鼠手术台上，在下腹部沿腹中线切开皮肤 1.5~2cm，用镊子轻提回盲部肠段于体外。给药组大鼠经回盲部向大肠起始端注入炭末大黄水煎液 2.6g 生药/kg 体重，给药容量为 1mL/100g 体重，对照组大鼠依同法注入等容量炭末蒸馏水混悬液。

2. 处理与观察　给药后 40 分钟处死，打开腹腔，轻提肠管，剪取回盲部至肛门肠管，置于用水润湿的光滑平面上伸展，测量回盲部至肛门段大肠长度作为"大肠总长度"；测量回盲部至炭末前沿的大肠长度作为"炭末在大肠内推进距离"，按下式计算炭末推进百分率。实验结束后，汇总全实验室数据，进行统计分析。

$$炭末推进百分率（\%）= \frac{炭末在大肠内推进距离（cm）}{大肠全长（cm）} \times 100\%$$

【实验结果】将实验结果填入记录表

表7-7 大黄对大鼠大肠运动的影响

组 别	动 物 编 号	大肠总长度 （cm）	炭末推进距离 （cm）	推进率 （%）
对照组	1			
	2			
	3			
给药组	1			
	2			
	3			

【注意事项】

1. 大黄不可久煎，否则会影响实验结果。可用生大黄粗粉100g，加8倍量水浸泡30分钟，然后煎煮15分钟，煎液水浴浓缩至0.26g生药/mL。

2. 吸取药液前，应将药液充分摇匀，以保证给药剂量及炭末量的准确。

3. 测量肠管时，应轻轻伸展，勿过分牵拉或卷曲，否则影响测量结果。

》》 参 考 文 献

[1] 鄢顺琴. 动物（小鼠）便秘模型的复制及其治疗效果［J］. 中药通报，1988，15（1）：15.

[2] 樊新荣，王荣田，朱文锋，等. 阳明病肠热腑实证大鼠模型的建立与机制［J］. 世界华人消化杂志，2007，15（21）：2290-2294.

[3] 李仪奎，王钦茂，周金黄，等. 中药药理实验方法学［M］. 上海：上海科学技术出版社，1991：2320-2323.

[4] 蔡光先，周兵，喻正科，等. 便可通对阴虚血瘀型功能性便秘小鼠肠动力的影响［J］. 中国中西医结合消化杂志，2004，12（3）：148.

[5] 徐叔云. 药理实验方法学［M］. 北京：人民卫生出版社，1991：933-949.

[6] 王岚，彭成，郭力. 附子大黄配伍对阳虚便秘动物的治疗作用及其机制研究［J］. 中国中西医结合消化杂志，2006，14（2）：82.

[7] 郑学宝，胡玲，王汝俊，等. 枳术汤对脾虚便秘小鼠通便作用的实验研究［J］. 新中医，2003，35（10）：75.

[8] 陈芳，石米扬. 硫糖铝致便秘作用机制的研究［J］. 中国药师，2004，7（8）：601-602.

[9] 万锦州，马锦星，刘卉. 一种简易的小鼠便秘模型［J］. 中国药理学通报，

1994，10（1）：71.

　　[10]　田在善，沈长虹，李东华，等．大承气汤对便秘大鼠肺泡巨噬细胞活力的影响——"肺与大肠相表里"的实验研究［J］．天津中医，1992（4）：19 - 22.

　　[11]　刘畅．培本通幽汤对便秘小鼠胃肠蠕动功能影响的实验研究［J］．临床医药实践，2010，19（1）：17 - 19.

　　[12]　吴先哲，杨胜兰．出口梗阻性便秘对大鼠血浆 ET 及血清 TNF - a 含量的影响［J］．大肠肛门病外科杂志，2004，10（1）：11.

第八章 祛风湿药实验

祛风湿药是以祛除风湿、解除痹痛为主要功效的中药。祛风湿药味多辛、苦，具有祛风散寒除湿、舒筋活络、止痛、强筋骨等功效，主要用于痹证治疗。现代药理学研究证实，祛风湿药具有抗炎、镇痛、调节免疫功能等药理作用。

祛风湿药根据其药性和功效的不同，可分为祛风湿散寒药、祛风湿清热药和祛风湿强筋骨药三类。其中祛风湿散寒药及祛风湿强筋骨药药性偏温，祛风湿清热药药性偏于寒凉。常用药物有独活、蕲蛇、木瓜、防己、秦艽、川乌、威灵仙、豨莶草、五加皮、雷公藤等，常用祛风湿方剂和成药有独活寄生汤、防己黄芪汤、鸡鸣散、正清风痛宁片、风湿马钱片、独活寄生丸、雷公藤多苷片、痛风定胶囊、舒筋活血片、湿热痹颗粒等。

一、常用实验方法

(一) 抗炎实验

将致炎剂或刺激性异物注入动物特定部位，可引起毛细血管扩张、通透性增高、渗出、水肿、白细胞游走及纤维组织增生等炎症反应。通过观察祛风湿药对炎症反应的抑制作用，评价其抗炎作用。

(二) 镇痛实验

用不同的刺激方法使动物产生疼痛反应（如：嘶叫、甩尾、缩爪、舔足、扭体、甩头等），通过观察祛风湿药对动物疼痛反应的影响，评价其镇痛作用。

二、常用动物模型

(一) 炎症动物模型

1. 急性炎症模型

（1）炎性肿胀模型

①巴豆油合剂致小鼠耳郭肿胀模型：在小鼠左侧耳郭正、反两面均匀涂抹巴豆油合剂（含2%巴豆油、20%无水乙醇、5%蒸馏水和73%乙醚）0.1mL/只，右耳作对照，4小时后处死小鼠，沿耳郭基线剪下两耳，于同一部位用打孔器冲下耳片（直径6～

9mm)，称重，以两耳片重量差为肿胀度。

②二甲苯致小鼠耳郭肿胀模型：在小鼠左侧耳郭正、反两面均匀涂抹二甲苯 0.1mL/只，右耳作对照，4 小时后处死小鼠，沿耳郭基线剪下两耳，于同一部位用打孔器冲下耳片（直径 6~9mm），称重，以两耳片重量差为肿胀度。

③大鼠足跖肿胀模型：在大鼠后肢足跖部或踝关节皮下注入 0.1mL/只的致炎剂（角叉菜胶、琼脂、右旋糖酐、酵母液、甲醛、新鲜蛋清、组织胺等）。用无弹性软皮尺测量踝关节周长，或用千分尺测量肿胀肢体厚度，或测量足跖容积以反映炎症程度。常用致炎剂种类及浓度见表 8 – 1。

表 8 – 1　常用致炎剂的种类及浓度

致炎剂	浓度（%）	致炎剂	浓度（%）	致炎剂	浓度（%）
角叉菜胶	1	组织胺	0.1~0.2	鸡蛋清	100
右旋糖酐	0.85~1	5 – 羟色胺	0.01~0.02	酵母液	10
琼脂	1	前列腺素 E2	0.005	甲醛	1~3
白陶土	10			氮芥	2.5

（2）**毛细血管通透性测定**　常用染料渗出法，染料伊文思蓝可与血浆蛋白稳固结合，当致炎因子诱导毛细血管通透性升高时，血浆蛋白会透入血管外组织中，在一定范围内，染料的漏出量可反映渗出毛细血管的血浆蛋白量。

①大鼠皮内染料渗出法：大鼠背部脊柱两侧或腹壁预先脱毛区皮内注射 0.2% 组织胺 0.1mL/只致炎，然后立即尾静脉注射 1% 伊文思蓝生理盐水溶液 0.4mL/100g 体重，20 分钟后处死大鼠，测量致炎部位皮肤内侧面的蓝染面积，以圆面积计算公式计算：面积 = $\pi \times$ 半径^2；然后将着色的皮肤剪下，切碎，放入 2mL 生理盐水 – 丙酮（3:7）溶液内浸泡 2 小时，共浸泡 2 次，合并浸液并定容至 5mL，65℃ 孵育 24~36 小时直至皮肤蓝色完全消失，1500 转/分钟离心 10 分钟，分光光度计于 590nm 处测吸光度（*OD*）值。

②小鼠腹腔染料渗出法：小鼠腹腔注射 0.6% 醋酸 0.2mL/只，然后立即尾静脉注射 1% 伊文思蓝生理盐水溶液 0.1mL/10g 体重，20 分钟后处死小鼠，剪开腹腔，用 6mL 生理盐水分 3 次洗涤腹腔，吸管吸出洗涤液、合并，加生理盐水定容至 10mL，1500 转/分钟离心 10 分钟，取上清液，分光光度计于 590nm 处测吸光度（*OD*）值。

（3）**大鼠胸膜炎模型**　用乙醚浅麻醉大鼠，将 1% 角叉菜胶 0.15~0.25mL/只注入胸腔。2 小时后，大鼠胸腔出现积液，9 小时达峰值（约 3mL）；游走入胸腔的白细胞，在致炎 6 小时后达峰值，中性粒细胞约占白细胞总数的 80%。

（4）**家兔急性结膜炎模型**　将家兔头部固定，提起下眼睑，把结膜囊拉成杯状，滴入 5%~10% 巴豆油或 15% 芥子油 1~3 滴，在眼内保持半分钟后洗去，15 分钟内出现结膜血管充血，持续 48 小时。

2. 慢性炎症模型

（1）**大鼠琼脂模型**　用乙醚浅麻醉大鼠，无菌操作下在鼠背中线皮下注射 2% 琼脂溶液 2mL/只，7 天后处死大鼠，将琼脂连同周围结缔组织一起取出，称重，减去原琼脂重量即为肉芽肿重量。

（2）大鼠巴豆油气囊模型　用乙醚浅麻醉大鼠，无菌操作下在背部肩胛间区皮下注射 20mL/只 N_2 形成气囊，随即向气囊内注入 1% 巴豆油 1mL/只，24 小时后抽去囊内的 N_2。囊袋形成 1 周后渗出液潴留量最高，7～14 天肉芽肿显著形成。

（3）大鼠棉球肉芽肿模型　用乙醚浅麻醉大鼠，无菌操作下腹部切口，将定量灭菌棉球（20mg 左右）分别植入大鼠两侧腋窝部皮下（或两侧腹股沟皮下）。第 8 天脱颈椎处死，取出棉球，60℃ 烘干，称重，减去棉球的重量即为肉芽肿净重。

（4）大鼠纸片肉芽肿模型　用乙醚浅麻醉大鼠，无菌操作下将定量滤纸片植入左右肩部或上腕部皮下各 1 片，缝合。第 8 天处死，将纸片与肉芽组织一并摘出，60℃ 烘干，称重，减去原有纸片重量即为肉芽净重。

3. 免疫性炎症模型

（1）大鼠佐剂性关节炎模型　在大鼠右后足跖部皮内注射福氏完全佐剂（液体石蜡和羊毛脂 2:1 共热至 70℃，高压灭菌，然后每毫升加入卡介苗 75mg）0.05mL/只致炎。原发性病变主要表现为致炎局部的炎症反应，一般在致炎后 18 小时足跖部肿胀达到峰值，可持续 3 天，然后逐渐减轻，8 天后再度肿胀，可持续数周；继发性病变一般于致炎 10 天后出现，表现为对侧（左后肢）和前肢足跖肿胀，鼠耳和鼠尾出现"关节炎"小结及体重的明显下降。

（2）胶原诱导的大鼠关节炎模型　大鼠背部及尾根部皮内注射终浓度为 1mg/mL 的牛Ⅱ型胶原与福氏不完全佐剂乳剂（牛Ⅱ型胶原溶于 0.1mol/mL 乙酸中，4℃ 环境过夜后与福氏不完全佐剂充分乳化而得），每只大鼠分 5 点皮内注射 0.5mL，每点 0.1mL，7 天后同样方法加强免疫一次。

（二）疼痛模型

1. 化学刺激法　许多化学刺激性物质如强酸、强碱、钾离子、缓激肽、福尔马林、辣椒素等接触皮肤黏膜或注入体内，均能引起疼痛反应。

（1）小鼠扭体法　小鼠腹腔注射化学刺激物，引起深部的、大面积而较持久的疼痛刺激，致使小鼠出现腹部内凹、躯体与后肢伸张、臀部高起等行为反应，称为扭体反应。

（2）钾离子皮下透入法　常用动物为大鼠。将测痛仪的刺激电极（正极）固定在距尾尖 1.5cm 处，电极用饱和 KCl 溶液浸透，无关电极用生理盐水浸湿，用纱布固定于尾根部，从通电开始到先后出现鼠尾运动反应、嘶叫、全身挣扎，分别记录其电流值，作为运动阈、嘶叫阈与后叫阈。

（3）福尔马林致痛法　小鼠后足跖部皮下注射 3% 福尔马林溶液 0.05mL/只，可引起小鼠疼痛反应，疼痛反应分两个时相：第一时相（0～5 分钟）是甲醛溶液直接刺激 C 纤维引起；第二时相（15～60 分钟）是炎性反应所致。按疼痛程度量化评分标准为：

3 分：注射足自由行走，跛行不明显；

2分：注射足不完全着地，不持重或轻微持重，或行走时出现明显跛行；

1分：注射足高高抬起，走动时不着台面；

0分：动物舔咬或剧烈抖动注射足。

（4）大鼠结肠炎疼痛模型　用乙醚麻醉大鼠，在结肠黏膜下注射0.3%蜂毒溶液0.1mL/只，每15分钟为一个时间段，观察记录8个时间段清醒大鼠的行为学变化，进行疼痛程度量化，量化标准为：

Ⅰ级：舔咬下腹部及外阴区域，内向或侧向舔咬下腹部、外阴区域及臀部外侧、后肢，表现平静，易受惊扰。

Ⅱ级：腹部收缩，弓背，腰部浅微凹陷、腹背部及后肢皮肤收缩，偶有臀部抬高，有时晃动、表现平静，受惊扰有时停止动作。

Ⅲ级：身体伸展，前肢支撑，抬起侧扭，后肢伸展，整个身体伸长，肌紧张伴有颤抖，表现痛苦，受惊扰不停止动作。

Ⅳ级：全身收缩，后腹部平贴底部，腹部强烈收缩，身体双侧明显凹陷及痉挛，身体拖动，不能站立，表现非常痛苦，受惊扰不停止动作，腹侧边可见肢体内侧并拢，有时伴有伸展肢体的动作。

2. 热刺激法　一定强度的温热刺激作用于动物躯体某一部位以产生疼痛反应，热刺激强度在45~55℃之间，低于此范围不会产生明显疼痛反应，高于55℃则有可能灼伤动物。

（1）辐射热刺激法（光热法）　实验动物常用大鼠或小鼠，实验用小型聚光灯产生一定强度的光束，经透镜聚焦照射大鼠或小鼠的尾巴，以甩尾潜伏期为疼痛反应指标。

（2）小鼠热板法　将雌性小鼠放在预先加热到55℃的金属板上，以小鼠接触热板到舔后足所需时间作为其痛阈值。

3. 机械刺激法

（1）大鼠尾尖压痛法　将大鼠固定，鼠尾暴露于外，采用大鼠压痛测定仪，将大鼠尾1/3处置于钝刀口下，施加连续递增压力，以产生嘶叫时压力值作为痛阈值。

（2）大鼠尾根压痛法　将大鼠固定，鼠尾暴露于外，采用大鼠压痛测定仪在距尾根部1cm处加压，以出现缩尾或全身退缩时的压力值作为痛阈值。

（3）大鼠足跖压痛法　将大鼠固定，后足暴露于外，采用大鼠压痛测定仪，对大鼠后足施加连续递增压力，以足回缩时压力值作为痛阈值。

实验8-1　正清风痛宁片对小鼠腹腔毛细血管通透性的影响

【实验目的】学习测量毛细血管通透性的实验方法；观察正清风痛宁片的抗炎作用。

【实验原理】以0.6%醋酸为致炎剂，诱导毛细血管通透性升高，导致急性炎症反应，通过测定腹腔液中染料的渗透量，可反映毛细血管通透性的变化。正清风痛宁片具有祛风除湿，活血通络，消肿止痛功效；临床用于风寒湿痹证，有明显抗炎作用。

【实验器材】722 型分光光度计，离心机，注射器，小鼠灌胃器，离心管，解剖剪，平镊，眼科镊，天平。

【实验药物】正清风痛宁片（盐酸青藤碱 20mg/片），1% 伊文思蓝生理盐水溶液，0.6% 醋酸，0.9% 生理盐水，苦味酸。

【实验动物】KM 小鼠 6 只，清洁级，雄性，体重 18~22g。

【实验方法】

1. 分组与给药 取禁食 12 小时体重相近的小鼠 6 只，随机分为两组，分别为对照组和给药组，每组 3 只，苦味酸标记，天平称重。给药组小鼠灌胃正清风痛宁片混悬液 60mg/kg 体重，给药容量为 0.2mL/10g 体重，对照组小鼠灌胃等容量蒸馏水。

2. 处理与观察 给药后 40 分钟后，各组小鼠尾静脉注射 1% 伊文思蓝生理盐水溶液 0.1mL/10g 体重，同时腹腔注射 0.6% 醋酸 0.2mL/只。20 分钟后处死小鼠，剪开腹腔，用 6mL 生理盐水分 3 次冲洗腹腔，收集洗涤液，1000 转/分离心 10 分钟，722 型分光光度计于 590nm 处测定吸光度（OD）值。实验结束后，汇总全实验室数据，进行统计分析。

【实验结果】将实验结果填入记录表。

表 8-2 正清风痛宁片对小鼠腹腔毛细血管通透性的影响

组别	动物编号	给药剂量（mg/kg 体重）	吸光度值
对照组	1		
	2		
	3		
给药组	1		
	2		
	3		

【注意事项】

1. 小鼠尾静脉注射技术要熟练，以准确注入伊文思蓝。
2. 各组小鼠处死时间应一致。
3. 冲洗腹腔时应小心，避免液体外溢。

实验 8-2 风湿马钱片对大鼠皮肤毛细血管通透性的影响

【实验目的】学习皮内染料渗出法观察药物抗炎作用的实验方法；观察风湿马钱片对毛细血管通透性的影响。

【实验原理】组胺为常用化学致炎物质，可使毛细血管通透性增加，产生急性炎症反应。静脉注入伊文思蓝后，在致炎部位呈现染蓝区，根据染蓝区面积及其丙酮生理盐水浸出液吸光度来反映药物的抗炎作用。风湿马钱片具有祛风除湿功效，临床用于治疗风湿性关节炎。本实验通过观察毛细血管通透性的变化，评价风湿马钱片的抗炎作用。

【实验器材】722 型分光光度计，离心机，打孔器，注射器，大鼠灌胃器，透明尺，离心管，恒温培养箱，解剖剪，平镊，眼科镊，天平。

【实验药品】风湿马钱片（0.17g/片），1% 伊文思蓝生理盐水溶液，0.2% 组胺，生理盐水 – 丙酮（3∶7，$V∶V$），苦味酸。

【实验动物】SD 或 Wistar 大鼠 6 只，清洁级，雄性，体重 180～220g。

【实验方法】

1. 分组与给药   将禁食 12 小时体重相近的大鼠 6 只，随机分为两组，分别为对照组和给药组，每组 3 只，苦味酸标记，天平称重。实验前在大鼠背部脊柱两侧或腹壁脱毛。给药组大鼠灌胃风湿马钱片药液 0.12g/kg 体重，给药容量为 1mL/100g 体重，对照组灌胃等容量蒸馏水。

2. 处理与观察   给药 40 分钟后，大鼠尾静脉注射 1% 伊文思蓝生理盐水溶液 0.4mL/100g 体重，同时在脱毛区皮内注射致炎剂 0.2% 组胺 0.1mL/只。致炎 20 分钟后处死，剥皮测量致炎部位皮肤内侧面的蓝染面积，以圆面积计算公式计算：面积 = π × 半径^2。用 2cm 直径打孔器打下蓝染皮片，用共计 4mL 的生理盐水 – 丙酮分两次浸泡，每次 2 小时，合并浸液，加生理盐水 – 丙酮定容至 5mL，65℃放置 24～36 小时，直至所浸皮片上蓝色完全消失。1500 转/分钟离心 10 分钟，取上清液，722 分光光度计于 590nm 处测定吸光度（OD）值。实验结束后，汇总全实验室数据，进行统计分析。

【实验结果】将实验结果填入记录表。

表 8 – 3   风湿马钱片对大鼠毛细血管通透性的影响

组别	动物编号	给药剂量（g/kg 体重）	蓝染皮斑面积（mm^2）	吸光度值
对照组	1			
	2			
	3			
给药组	1			
	2			
	3			

【注意事项】

1. 大鼠尾静脉注射技术应熟练，以保证伊文思蓝注射量的准确性。
2. 各组大鼠处死时间应一致。

实验 8 – 3   独活寄生丸对二甲苯致小鼠耳肿胀的影响

【实验目的】学习二甲苯致小鼠耳肿胀的实验方法；观察独活寄生丸的抗炎作用。

【实验原理】二甲苯为致炎物质，将其涂于耳部，能引起局部细胞损伤，促进组胺、缓激肽等致炎物质释放，造成耳部急性炎性水肿。独活寄生丸具有养血舒筋，祛风除湿功效；用于风寒湿痹，腰膝冷痛，屈伸不利。本实验通过测量致炎后两耳重量的差异，观察独活寄生丸的抗炎作用。

【实验器材】50mL 烧杯，注射器，小鼠灌胃器，直径 6mm 打孔器，秒表，分析天平，天平。

【实验药品】独活寄生丸（9g/丸），二甲苯（分析纯），苦味酸。

【实验动物】KM 小鼠 6 只，清洁级，雄性，体重 18～22g。

【实验方法】

1. 分组与给药　取禁食 12 小时体重相近的小鼠 6 只，随机分为 2 组，分别为对照组和给药组，每组 3 只，苦味酸标记，天平称重。给药组小鼠灌胃独活寄生丸混悬液 4.6g/kg 体重，给药容量为 0.2mL/10g 体重，对照组灌胃等容量蒸馏水。

2. 处理与观察　给药 40 分钟后，于小鼠左耳两面涂二甲苯 0.1mL/只致肿，右耳作为对照。4 小时后脱颈椎处死小鼠，用 6mm 打孔器冲下左耳和右耳同一部位的圆片，于分析天平上称重，左耳重量减去右耳重量为肿胀度。实验结束后，汇总全实验室结果，进行分析比较。

【实验结果】将实验结果填入记录表。

表 8 - 4　独活寄生丸对二甲苯致小鼠耳肿胀的影响

组别	动物编号	给药剂量（g/kg）	左耳重（mg）	右耳重（mg）	肿胀度（mg）
对照组	1				
	2				
	3				
给药组	1				
	2				
	3				

【注意事项】

1. 二甲苯用量应准确。

2. 小鼠处死时间应一致。

实验 8 - 4　雷公藤多苷片对蛋清致大鼠后足跖肿胀的影响

【实验目的】学习用蛋清引起大鼠足跖急性炎症的实验方法；观察雷公藤多苷片的抗炎作用。

【实验原理】以蛋清（异种蛋白质）作为致炎剂，注入大鼠足跖内，可引起局部急性炎症，使局部组织肿胀。雷公藤多苷片具有较强抗炎及免疫抑制作用，可用于类风湿性关节炎，原发性肾小球肾病等。本实验通过测量致炎前后大鼠足跖容积的变化，观察雷公藤多苷片的抗炎作用。

【实验器材】 PV－200 足跖容积测定仪，注射器，大鼠灌胃器，秒表，天平。

【实验药品】 雷公藤多苷片（10mg/片），100% 蛋清液，苦味酸。

【实验动物】 SD 或 Wistar 大鼠 6 只，清洁级，雄性，体重 180～220g。

【实验方法】

1. 分组与给药 取禁食 12 小时体重相近的大鼠 6 只，随机分为 2 组，分别为对照组和给药组，每组 3 只，苦味酸标记，天平称重。给药组大鼠灌胃雷公藤苷片混悬液 18mg/kg 体重，给药容量为 1mL/100g 体重，对照组灌胃等容量蒸馏水。

2. 处理与观察 将大鼠右后肢固定，在其踝关节处用红色圆珠笔做一标记。将大鼠的右后肢浸入 PV－200 足跖容积测定仪测量烧杯的清水中，浸入深度以标记处为界，踩下脚踏开关，读取测量值。连测 3 次，取平均值作为大鼠正常足容积。测完正常足容积后，各组分别开始给药（水）。给药 40 分钟后，在每鼠右后肢足掌心向踝关节方向进针，皮下注射 100% 蛋清液 0.1mL/只。致炎后 30 分钟、60 分钟、90 分钟、120 分钟分别测量足跖容积。实验结束后，汇总全实验室结果，进行统计分析。

【实验结果】 将实验结果填入记录表。

表 8－5　雷公藤多苷片对蛋清致大鼠后足跖肿胀的影响

组别	动物编号	致炎前右足跖容积（mL）	致炎后右足跖容积（mL）			
			30 分钟	60 分钟	90 分钟	120 分钟
对照组	1					
	2					
	3					
给药组	1					
	2					
	3					

【注意事项】

1. 测定足容积时最好固定专人负责，以减少误差。

2. 注射蛋清时，应注意从右后肢足掌心处进针，使针尖至踝关节处。

实验 8－5　痛风定胶囊对大鼠棉球肉芽肿的影响

【实验目的】 学习无菌棉球植入大鼠皮下引起肉芽肿的实验方法；观察痛风定胶囊对大鼠肉芽肿的抑制作用。

【实验原理】 动物局部皮下植入棉球，可诱导产生与临床某些炎症后期病理变化相似的肉芽增生，通过称量肉芽组织重量，观察受试中药的抗炎作用。痛风定胶囊具有清热祛风祛湿，活血通络定痛功效，临床用于湿热所致的关节红肿热痛。本实验通过观察痛风定胶囊对大鼠棉球肉芽肿的影响，评价其抗炎作用。

【实验器材】干燥箱，手术刀，眼科镊，剪刀，缝合针，丝线，注射器，大鼠灌胃器，灭菌棉球，秒表，分析天平，天平。

【实验药品】痛风定胶囊（0.4g/粒），0.9%生理盐水，碘酒，75%酒精，乙醚，青霉素及链霉素混合液（每1mL含青霉素800U，链霉素650U），苦味酸。

【实验动物】SD或Wistar大鼠6只，清洁级，雄性，体重180～220g。

【实验方法】

1. 分组与给药　将体重相近的大鼠6只，随机分为2组，分别为对照组和给药组，每组3只，苦味酸标记，天平称重。给药组大鼠灌胃痛风定胶囊混悬液0.8g/kg体重，给药容量为1mL/100g体重，对照组灌胃等容量蒸馏水，连续8天。

2. 处理与观察　大鼠用乙醚浅麻醉后，在左右腹股沟部用碘酒消毒，75%酒精脱碘后，各切开1cm长小口。用眼科镊将定量灭菌棉球（重20mg左右，另加青霉素和链霉素混合液0.2mL）从小切口分别植入皮下，随即缝合皮肤。从手术当日开始，给药组开始灌胃给药。末次给药后40分钟处死大鼠，打开原切口，将棉球同周围结缔组织一起取出，剔除脂肪组织，放60℃干燥箱中烘12小时称重。将称得的重量减去棉球重量即得肉芽肿的重量。实验结束后，汇总全实验室数据，进行统计分析。

【实验结果】将实验结果填入记录表。

表8-6　痛风定胶囊对大鼠棉球肉芽肿的影响

组别	动物编号	给药剂量（g/kg体重）	肉芽干重（mg）
对照组	1		
	2		
	3		
给药组	1		
	2		
	3		

【注意事项】

1. 植入棉球的过程要求在无菌条件下操作，以防止感染。

2. 称重时尽可能剔净脂肪组织，以免影响实验结果。

实验8-6　正清风痛宁片对小鼠的镇痛作用（扭体法）

【实验目的】学习扭体法的实验方法；观察正清风痛宁片的镇痛作用。

【实验原理】小鼠腹腔注射化学刺激药物，引起腹腔深部、大面积而较持久的疼痛刺激，致使小鼠产生"扭体"反应。正清风痛宁片具有祛风除湿、活血通络、消肿止痛的作用，临床用于风寒湿痹证。本实验通过观察小鼠扭体反应次数，评价正清风痛宁片的镇痛作用。

【实验器材】注射器，小鼠灌胃器，秒表，天平。

【实验药品】 正清风痛宁片（盐酸青藤碱20mg/片），0.6%冰醋酸溶液，苦味酸。

【实验动物】 KM小鼠6只，清洁级，雄性，体重18～22g。

【实验方法】

1. 分组与给药 取禁食12小时体重相近的小鼠6只，随机分为2组，分别为对照组和给药组，每组3只，苦味酸标记，天平称重。给药组小鼠灌胃正清风痛宁混悬液60mg/kg体重，给药容量为0.2mL/10g体重，对照组灌胃等容量蒸馏水。

2. 处理与观察 给药40分钟后，各组小鼠分别腹腔注射0.6%冰醋酸0.2mL/只。观察30分钟内各组小鼠出现扭体反应（腹部内凹，躯体与后肢伸张，臀部高起）的次数。实验结束后，汇总全实验室数据，进行统计分析。

【实验结果】 将实验结果填入记录表。

表8-7 正清风痛宁片对小鼠的镇痛作用

组别	动物编号	给药剂量（g/kg体重）	30分钟扭体次数（次）
对照组	1		
	2		
	3		
给药组	1		
	2		
	3		

【注意事项】

1. 0.6%醋酸溶液必须临用前配制。

2. 统一掌握小鼠扭体反应的标准。

实验8-7 风湿马钱片对小鼠的镇痛作用（热板法）

【实验目的】 学习热板法的实验方法；观察风湿马钱片的镇痛作用。

【实验原理】 小鼠足部受热板刺激而产生疼痛时，就发生舔足反应，以接触热板到舔后足所需的时间作为痛阈值。风湿马钱片具有祛风除湿功效，临床用于风湿性关节炎。本实验通过观察风湿马钱片对小鼠痛阈值的影响，评价其镇痛作用。

【实验器材】 热板仪，秒表，注射器，小鼠灌胃器，天平。

【实验药品】 风湿马钱片（0.17g/片），苦味酸。

【实验动物】 KM小鼠6只，清洁级，雌性，体重18～22g。

【实验方法】

1. 分组与给药 取禁食12小时体重相近的小鼠6只，随机分为2组，分别为对照组和给药组，每组3只，苦味酸标记，天平称重。给药组小鼠灌胃风湿马钱片混悬液0.12g/kg体重，给药容量为0.2mL/10g体重，对照组灌胃等容量蒸馏水。

2. 处理与观察 调节热板仪温度恒定在55℃±0.5℃。每次取小鼠1只，放入热板仪内。记录自放入热板仪至出现舔后足所需时间，为正常痛阈值。测量正常痛阈值后，各组小鼠开始给药（水）。于给药后 30 分钟、60 分钟、90 分钟、120 分钟测定痛阈值。实验结束后，汇总全实验室数据，进行统计分析。

【实验结果】将实验结果填入记录表。

表 8 – 8 风湿马钱片对小鼠的镇痛作用

组别	动物编号	正常痛阈值（秒）	给药后痛阈值（秒）			
			30 分钟	60 分钟	90 分钟	120 分钟
对照组	1					
	2					
	3					
给药组	1					
	2					
	3					

【注意事项】

1. 实验应选雌性小鼠，雄性小鼠受热后阴囊松弛，会触及热板。

2. 一般小鼠在放入热板仪后 10 ~ 15 秒内会出现不安，举前肢，踢后腿，跳跃等均显现。这些动作均不作为疼痛指标，只有舔后足才作为疼痛的指标。

3. 若小鼠在热板上超过 60 秒仍无痛觉反应，则按 60 秒计。

参 考 文 献

[1] 陈奇. 中药药理研究方法学［M］. 北京：人民卫生出版社，1994：356.

[2] 陈奇. 中药药理实验方法学［M］. 第 2 版. 北京：人民卫生出版社，2002：347.

[3] 徐叔云，卞如濂，陈修. 药理实验方法学［M］. 第 2 版. 北京：人民卫生出版社，1994：693 – 723.

[4] 潘文，张锁庆，马骏，等. 归甲疏通胶囊对急性渗出性炎症和慢性增生性炎症影响的实验研究［J］. 卫生职业教育，2009，27（23）：108 – 109.

[5] 符明岩，姜丽华. 舒芬太尼对福尔马林痛小鼠的镇痛作用及其对血液中 IL – 6 和 IL – 10 的影响［J］. 中国疼痛医学杂志，2008，14（6）：348 – 350.

[6] 刘茵，陈京红，宫泽辉. 蜂毒诱发大鼠结肠炎疼痛实验模型的建立［J］. 中国药理学与毒理学杂志，2006，20（1）：71 – 75.

第九章　利水渗湿药实验

利水渗湿药是指以通利水道、渗利水湿为主要功效的中药。利水渗湿药味多甘淡，性偏于寒，多入肾、膀胱经，具有利水消肿、利尿通淋、利胆退黄等功效，主要用于小便不利、水肿、淋证、黄疸、湿疮、泄泻、带下、湿温、湿痹等水湿内停所致的各种病证。现代药理学研究证实，利水渗湿药具有利尿、抗病原微生物、利胆保肝、抗肿瘤、增强免疫功能等作用。

利水渗湿药根据其功效的不同，可分为利水消肿药、利尿通淋药、利湿退黄药三类。常用药物有金钱草、茯苓、泽泻、木通、茵陈、石韦、萹蓄、玉米须等，常用利水渗湿方剂和成药有茵陈蒿汤、泽泻汤、五苓散、八正散、石韦散、复方石韦片、排石颗粒、普乐安胶囊、癃闭舒胶囊、尪痹颗粒、血脂康胶囊、利胆石颗粒、茵栀黄口服液等。

一、常用实验方法

（一）利尿实验

1. 代谢笼法　利用代谢笼集尿装置，将动物粪尿分开，收集尿液。常用实验动物为大鼠。实验前动物禁食不禁水 12 小时，轻压下腹部，排尽余尿，大鼠腹腔注射生理盐水 2mL/100g 体重，立即将大鼠放入代谢笼内，收集大鼠尿液，连续 5～6 小时。

2. 兔导尿管集尿法　取雄性家兔，麻醉后仰位固定于兔手术台，耳缘静脉注射 5% 葡萄糖盐水 10mL/kg 体重。将涂有液体石蜡的导尿管自尿道插入膀胱，压迫下腹部，排尽余尿，收集尿液。

3. 膀胱集尿法　取雄性家兔，麻醉后仰位固定，在脐下正中切口，剖开腹腔，找到膀胱，做膀胱漏斗。耳缘静脉注射 5% 葡萄糖盐水 10mL/kg 体重，收集尿液，记录每 5 分钟的尿量。

（二）肾功能检测法

1. 肾血流量测定法（对氨马尿酸清除率实验法）　对氨马尿酸（PHA）全部经肾小球滤过，且在肾小管不被重吸收，因此其血浆清除率就等于肾的每分钟血浆流量。常用实验动物为大鼠。取禁食 12 小时大鼠，麻醉后固定，通过股静脉滴注对氨马尿酸，连续采动脉血标本，收集尿液。测定血浆中对氨马尿酸含量、尿中对氨马尿酸含量及每分钟尿量，按照下式计算肾血浆流量：

$$肾血浆流量（mL/min）=\frac{尿对氨马尿酸浓度（mg/dL）\times尿量（mL/min）}{血浆对氨马尿酸浓度（mg/dL）}$$

2. 肾小球滤过率测定法（CFR）

（1）菊粉清除率测定法　菊粉在体内既不能合成又不能分解，从体内清除只从肾小球滤过，而不被肾小管重吸收或排泄。因此，尿液中菊粉含量能准确反映肾小球滤过功能。常用实验动物为大鼠，取禁食12小时大鼠，麻醉后固定，通过股静脉连续给菊粉溶液，在90分钟内连续采静脉血标本，同时收集尿液。测定血浆菊粉含量、尿中菊粉含量及每分钟尿量，计算菊粉的清除率。

$$菊粉清除率=\frac{尿菊粉浓度（mg/dL）\times尿量（mL/min）}{血浆菊粉浓度（mg/dL）}$$

（2）内生肌酐清除率　血浆肌酐为内源性肌酐，具有血浆浓度相对稳定，几乎完全由肾小球滤过，不被肾小管吸收，仅小部分由肾小管分泌的特点，因此可替代菊粉用作CFR的测定。实验常用动物为大鼠，将大鼠置代谢笼中，正常饮食饮水，收集24小时尿量，测定尿肌酐值，同时采血，测定血浆肌酐值，计算内生肌酐清除率。

$$内生肌酐清除率=\frac{尿肌酐浓度（\mu mol/L）\times尿量（mL/min）}{血浆肌酐浓度（\mu mol/L）}$$

3. 肾小管重吸收实验（葡萄糖重吸收实验）　正常情况下，从肾小球滤过的葡萄糖几乎全部由近端肾小管重吸收。当葡萄糖浓度升高到某种程度后，重吸收达到极限，肾小球滤过的葡萄糖就由尿中排出，单位时间内肾小球滤过的葡萄糖量减去尿中排出的葡萄糖量即为重吸收的葡萄糖。实验常用动物为大鼠，取禁食12小时大鼠，麻醉后固定，通过股静脉滴注葡萄糖，连续采集动脉血标本，同时收集尿液。测定并计算血浆中葡萄糖浓度、尿中葡萄糖浓度及每分钟尿量，按照下式计算葡萄糖重吸收量：

葡萄糖重吸收量 = 血浆葡萄糖浓度×肾小球滤过率 − 尿葡萄糖浓度×尿量/分钟

（三）利胆实验

1. 胆汁引流法　实验常用大鼠和家兔，取禁食12小时大鼠，麻醉后仰位固定，打开腹腔，找到胆管，剪一V形口，向肝脏方向插入聚乙烯管，结扎固定，用小烧杯收集胆汁。

2. 胆总管生物电法　取禁食12小时家兔，麻醉后仰位固定，打开腹腔，找到并分离胆总管，在胆总管近十二指肠开口端，用两根银丝电极固定，并与生物机能实验系统相连，观察胆总管生物电的频率和幅度变化情况。

3. 胆囊直接测压法　取禁食12小时杂种犬，麻醉后仰位固定，打开腹腔，暴露胆囊，将胆囊管剪一小口，在胆囊底部插入带球囊的导管，导管另一端与压力传感器相连，BL−420E$^+$生物机能实验系统记录胆囊内压曲线，反映胆囊的收缩情况。

（四）保肝实验

采用接触化学性物质、反复接触乙肝病毒使其感染及营养缺乏等方法，使实验动物在短期内产生急性中毒性肝炎、肝坏死等。通过观察肝功能生化指标及组织形态的变化，评价中药的保肝作用。

（五）调血脂及抗动脉粥样硬化实验

喂饲高胆固醇、高脂饲料或注射生物、化学物质可造成动物脂质代谢紊乱。通过观察受试中药对血脂水平和动脉粥样硬化斑块的影响，评价其作用。

二、常用动物模型

（一）泌尿系统疾病模型

1. 泌尿系统结石模型

（1）草酸钙肾结石模型　大鼠或小鼠每日喂饲含 2% 乙二醇和 1% 氯化铵的饲料，连续 30 天，即可在肾内形成草酸钙结晶。

（2）苯二甲酸性膀胱结石模型　给幼年大鼠喂饲含 5% 苯二甲酸的饲料，连续 14 天可出现膀胱结石。

（3）乙醛酸性肾结石模型　雄性大鼠腹腔注射乙醛酸 20mg/kg 体重，连续 7 天，可形成肾结石。

（4）三聚氰胺性膀胱结石模型　幼年大鼠灌胃三聚氰胺 0.4g/kg 体重，连续 20 天，可出现膀胱结石。

2. 肾小球肾炎模型

（1）大鼠 Heymann 肾炎模型　大鼠处死后取出肾脏，插入导管，用生理盐水反复冲洗至肾无血色，取肾皮质 5g 研成匀浆（1g 肾皮质加 3mL 生理盐水），与等量福氏完全佐剂（液体石蜡和羊毛脂 2:1 共热至 70℃，高压灭菌，然后每毫升加入卡介苗 75mg）混匀，给同种大鼠腹腔注射 2mL/只，每周 1 次，连续 7 周，可出现蛋白尿。

（2）大鼠 Masugi 肾炎模型　大鼠处死后取出肾脏，插入导管，用生理盐水反复冲洗至肾无血色，取肾皮质 5g 研成匀浆（1g 肾皮质加 3mL 生理盐水），与等量福氏完全佐剂（液体石蜡和羊毛脂 2:1 共热至 70℃，高压灭菌，然后每毫升加入卡介苗 75mg）混匀，给家兔脚掌皮下多点注射 0.1mL/点。2 周后，将等量大鼠肾皮质匀浆与福氏不完全佐剂（液体石蜡和羊毛脂 2:1 共热至 70℃，高压灭菌）混匀，给家兔皮下多点注射 0.2mL/点，每 2 周 1 次，直至血清抗体效价达到 1:16 时，家兔颈总动脉放血取血清，即为兔抗大鼠肾毒血清。取家兔正常血清与等体积福氏完全佐剂混匀，给大鼠足垫皮内注射 0.4mL/只，进行预免疫。7 天后，大鼠一次性尾静脉注射兔抗大鼠肾毒血清 1mL/100g 体重。2 天后，大鼠 24 小时尿蛋白含量升高；7 天后可见血肌酐、尿素氮含量明显升高。

（3）血清病肾炎模型

①急性血清病肾炎：一次性给家兔耳静脉注射小牛血清白蛋白 250mg/kg 体重，7 ~

14 天后，光镜下可见内皮细胞及系膜细胞增生、肿大，肾小球肿胀，类似于人毛细血管内增殖性肾炎。

②慢性血清病肾炎：家兔耳缘静脉注射阳离子化牛血清白蛋白 10mg/只，每日 1 次，连续 5 周，第 6 周剂量加倍，可诱导肾小球毛细血管基底膜内免疫复合物沉积，出现蛋白尿，类似于人类慢性肾病。

3. 肾病模型

（1）阿霉素致大鼠肾病模型　雄性大鼠一次性尾静脉注射盐酸阿霉素 7.5mg/kg 体重，10 天后可出现肾病综合征表现。

（2）嘌呤霉素致大鼠肾病模型　雄性大鼠皮下注射 0.5% 嘌呤霉素 1.5mg/100g 体重，连续 8 天。5～7 天可出现蛋白尿，14 天达高峰，出现典型的肾病综合征表现，30 天后模型稳定。

（3）藏红花红 O 致大鼠肾病模型　雄性家兔耳缘静脉注射含 1% 藏红花红 O 的任－洛氏液 15mg/只，3 小时后，再注射 15mg/只。2 小时后尿中可出现红色染料，24 小时内不断排出，并出现血清尿素氮显著增高，血清钠、钾升高。

（4）庆大霉素致大鼠肾毒性模型　雄性大鼠，皮下注射庆大霉素 100mg/kg 体重，连续 8 天，可致血清尿素氮、肌酐增高。

4. 肾功能衰竭模型

（1）5/6 肾切除致大鼠慢性肾衰模型　雄性大鼠麻醉后仰位固定，腹部正中切口，暴露右肾，结扎肾门，剥离皮膜，切除右肾。暴露左肾，切除上下极，用明胶海绵压迫止血，关闭腹腔。术后 14～16 周形成稳定的慢性肾衰，血清尿素氮、肌酐明显增高，肾小球毛细血管萎缩。

（2）大鼠切除右肾并左肾缺血性急性肾衰模型　雄性大鼠麻醉后，两侧腹切口，切除右肾。分离左肾蒂，暴露左肾动脉，用血管夹夹闭肾动脉 60 分钟，关闭腹腔。手术 1 天后可见血清肌酐达峰值，7 天后恢复正常。

（二）肝损伤动物模型

1. 急性中毒性肝炎、肝坏死模型

（1）CCl_4 致小鼠急性中毒性肝炎、肝坏死模型

①小鼠皮下注射 0.5% CCl_4 豆油溶液 10mL/kg 体重，17 小时后血清谷丙转氨酶升高，肝 P－450、糖原 RNA 减少。

②小鼠腹腔注射 0.1% CCl_4 豆油溶液 10mL/kg 体重，16 小时后血清谷丙转氨酶升高，炎细胞浸润，空泡变性，肝小叶中央大片坏死。

③小鼠灌胃 0.2% CCl_4 豆油溶液 10mL/kg 体重，每隔 3 天 1 次，共 3 次，12～24 小时血清谷丙转氨酶达峰值，24 小时后开始降低，72 小时接近正常。

（2）CCl_4 致大鼠急性中毒性肝炎、肝坏死模型

①大鼠皮下注射 25% CCl_4 豆油 2mL/kg 体重，每周两次，连续 3 个月，血清谷丙转

氨酶升高，肝细胞肿胀、变形，肝小叶中央坏死。

②大鼠灌胃 15% CCl_4 液体石蜡液 1mL/kg 体重，每隔 3 日 1 次，连续 3 次，16 小时后，血清谷丙转氨酶升高，肝细胞脂肪变性，肝小叶中央坏死。

（3）CCl_4 致家兔急性中毒性肝炎、肝坏死模型

①家兔皮下注射 50% CCl_4 液体石蜡液 0.5mL/kg 体重，7 天后，血清谷丙转氨酶、谷草转氨酶升高，肝细胞疏松、变性，渗出性浸润。

②家兔灌胃 33% CCl_4 花生油溶液 1.5mL/kg 体重，每隔 3 天 1 次，共 2 次，7 天后血清谷丙转氨酶升高，肝脂肪变性、坏死。

（4）硫代乙酰胺致急性肝坏死

①硫代乙酰胺致小鼠急性肝坏死：小鼠腹腔注射硫代乙酰胺水溶液 50mg/kg 体重，16 小时后血清谷丙转氨酶升高，肝 P-450、糖原 RNA 减少。

②硫代乙酰胺致大鼠急性肝坏死：大鼠腹腔注射硫代乙酰胺 200mg/kg 体重。一般 6~8 小时出现肝小叶中心退行病变，16 小时出现坏死，24~30 小时最严重，36 小时开始恢复，7 天基本恢复正常。

（5）扑热息痛致小鼠急性肝损伤模型 小鼠腹腔注射扑热息痛 50mg/kg 体重，一般 24 小时后，肝细胞大泡性脂变，血清谷草转氨酶、谷丙转氨酶升高。

（6）D-氨基半乳糖致小鼠急性肝损伤 给小鼠腹腔注射 D-氨基半乳糖 800mg/kg 体重，一般 12 小时后，可见肝细胞大泡性脂变，血清谷草转氨酶、谷丙转氨酶升高。

（7）D-氨基半乳糖致大鼠急性肝损伤 大鼠腹腔注射 D-氨基半乳糖 1g/kg 体重，24 小时后血清谷丙转氨酶升高，肝细胞变性、坏死。

（8）α-萘基异硫氰酸酯致大鼠急性肝损伤 大鼠腹腔注射 α-萘基异硫氰酸酯 50mg/kg 体重。一般 48 小时后，大鼠血清谷草转氨酶、谷丙转氨酶、总胆红素明显升高。

2. 免疫性肝损伤模型

（1）异种血清致大鼠免疫性肝损伤 给大鼠腹腔注射 0.5mL 猪血清，每周 2 次，连续 12 周，可见模型大鼠肝内广泛纤维组织增生，假小叶形成，有典型肝纤维化表现。

（2）卡介苗和脂多糖致小鼠免疫性肝损伤 小鼠尾静脉注射 10^8 个/mL 卡介苗溶液 0.2mL，12 天后尾静脉注射脂多糖生理盐水溶液 7.5μg/只，一般 10 小时后出现肝损伤。

3. 肝纤维化、肝硬化模型

（1）CCl_4 致大鼠肝硬化模型

①大鼠皮下注射 CCl_4 0.2mL/kg 体重，每周 1 次，浓度按 5%、10%、20%、30% 渐增，间隔 2 周递增浓度，连续 3 个月，可致大鼠肝硬化。

②大鼠灌胃 50% CCl_4 豆油溶液 1mL/kg 体重，每周 2 次，连续 8~12 周，可致大鼠肝硬化。

（2）酒精致大鼠肝纤维化模型 大鼠灌胃 52%（V/V）白酒 16mL/kg 体重，每天 1

次，连续 28 天；第 29 天开始，每日灌胃 2 次，连续 56 天。可见大鼠肝细胞变性、坏死显著，肝小叶结构破坏，出现不同程度肝纤维化。

（3）二甲基亚硝胺致大鼠肝硬化模型　给大鼠腹腔注射二甲基亚硝胺 50mg/kg 体重，每周连续注射 3 次，4 周后可见大鼠血清谷丙转氨酶升高，并出现肝硬化。

（4）刀豆蛋白 A 致小鼠肝纤维化模型　小鼠尾静脉注射 1mol/L 刀豆蛋白 A 12.5mg/kg 体重，每周 1 次，连续 6 周，可见肝小叶破坏，结构紊乱，肝坏死明显。

（三）高脂血症及动脉粥样硬化动物模型

1. 喂养法

（1）家兔高脂血症及动脉粥样硬化模型　雄性家兔，每日每只喂饲高脂饲料 50～100g，10～15 天可见血脂升高，60～120 天可见动脉粥样硬化病变出现。高脂饲料配方为：0.5%～3% 胆固醇，4%～10% 猪油，5%～10% 蛋黄粉，77%～90.5% 基础饲料。

（2）鹌鹑高脂血症及动脉粥样硬化模型　选用 5 周龄的雄性鹌鹑，喂饲高脂饲料，14 天可见血脂升高，56～70 天可见动脉粥样硬化病变出现。高脂饲料配方为：1% 胆固醇，14%～20% 油脂（猪油∶羊油∶花生油 =2∶2∶1），79%～85% 基础饲料。

（3）大鼠高脂血症模型　大鼠每日每只喂饲高脂饲料 10～15g，7～10 天可形成高脂血症。高脂饲料配方为：1%～4% 胆固醇，10% 蛋黄粉，5%～10% 猪油，0.2% 甲基硫氧嘧啶，0.3%～0.5% 胆盐，75.3%～83.5% 基础饲料。

（4）大鼠脂肪乳模型　取猪油 20g，加热融化，加入胆固醇 10g，溶化，再加入 2g 胆酸钠和 1g 甲基硫氧嘧啶，充分搅匀。然后放入 20mL 吐温 80、20mL 丙二醇及 30mL 蒸馏水，不断搅拌。待甲基硫氧嘧啶溶解后，冷却至室温，再加蒸馏水至 100mL，并充分混匀即成，灌胃给予大鼠 1mL/kg 体重，连续 23 天。

2. 蛋黄乳注射法　小鼠腹腔注射 75% 蛋黄生理盐水乳液 0.5mL/只，20 小时后血清胆固醇显著升高，然后逐渐恢复正常。

3. 表面活性剂法　大鼠腹腔注射 Triton WR1339，剂量为 300mg/kg 体重，9 小时后胆固醇升高 3～4 倍，24 小时达峰值，48 小时左右恢复正常；小鼠尾静脉注射 Triton WR1339，剂量为 400mg/kg 体重，8 小时后胆固醇、低密度脂蛋白开始升高，24 小时达峰值；16 小时甘油三酯升高达峰值。

4. 同型半胱氨酸法　给家兔皮下注射同型半胱氨酸硫代内酯 20～25mg/kg 体重，连续 20～25 天，可出现动脉粥样硬化病变。

5. 免疫学方法　家兔耳缘静脉注射马血清 10mL/kg 体重，每隔 17 天 1 次，共 4 次，造成家兔动脉内膜损伤；家兔耳缘静脉注射牛血清白蛋白 250mg/kg 体重，同时喂饲含 1% 胆固醇的饲料，也可致动脉内膜病变。

实验 9 – 1　复方石韦片对水负荷大鼠的利尿作用（代谢笼法）

【实验目的】学习代谢笼法测量尿量的实验方法；观察复方石韦片的利尿作用。

【实验原理】利水渗湿药可增加肾小球的滤过率或影响肾小管的重吸收、分泌和排泄，使尿量增加。复方石韦片具有清热燥湿、利尿功效，用于下焦湿热引起的小便不利。本实验用大鼠代谢笼法收集尿量，观察复方石韦片对大鼠尿量的影响。

【实验器材】注射器，量筒，大鼠灌胃器，代谢笼，天平。

【实验药品】复方石韦片（2.96g 生药/片），生理盐水，苦味酸。

【实验动物】SD 或 Wistar 大鼠 6 只，清洁级，雄性，体重 180～220g。

【实验方法】

1. 分组与给药　取禁食不禁水 12 小时体重相近的大鼠 6 只，随机分为 2 组，分别为对照组和给药组，每组 3 只，苦味酸标记，天平称重。给药组大鼠灌胃给复方石韦片混悬液 7.6g 生药/kg 体重，给药容量为 1mL/100g 体重，对照组灌胃等容量蒸馏水。

2. 处理与观察　每只大鼠腹腔注射生理盐水 2mL/100g 体重，并轻压下腹部使膀胱排空，给药，立即将大鼠置代谢笼内，收集尿液，每 30 分钟收集 1 次，共 4 次。实验结束后，汇总全实验室结果，进行统计分析。

【实验结果】将实验结果填入记录表。

表 9 – 1　复方石韦片对水负荷大鼠的利尿作用

组别	动物编号	给药剂量（g生药/kg）	不同时间尿量（mL）			
			0～30 分钟	30～60 分钟	60～90 分钟	90～120 分钟
对照组	1					
	2					
	3					
给药组	1					
	2					
	3					

【注意事项】
1. 给药前可先轻压动物下腹，排尽余尿。
2. 最好在恒温、恒湿环境中进行实验。

实验 9 – 2　金钱草对家兔的利尿作用（膀胱漏斗法）

【实验目的】学习膀胱漏斗法实验方法；观察金钱草的利尿作用。

【实验原理】把漏斗置入动物膀胱内，尿液通过漏斗和导尿管收集在烧杯或量筒内，测量尿量多少，反映受试中药的利尿作用。金钱草为临床常用利尿药，具有利水通淋、清热解毒功效，主要用于热淋、肾炎水肿、湿热黄疸等。本实验通过观察家兔尿量的变化，评价金钱草的利尿作用。

【实验器材】 兔手术台，兔开口器，注射器，手术剪，手术钳，膀胱漏斗，导尿管，量筒，烧杯，磅秤。

【实验药品】 金钱草配方颗粒（配制为0.26g生药/mL），5%葡萄糖盐水，25%乌拉坦，苦味酸。

【实验动物】 家兔4只，普通级，雄性，体重1.5~2.5kg。

【实验方法】

1. 分组与给药 取禁食12小时体重相近的家兔4只，随机分为2组，分别为对照组和给药组，每组2只，苦味酸标记，磅秤称重。给药组家兔经十二指肠给予金钱草配方颗粒混悬液2.6g生药/kg体重，给药容量为10mL/kg体重，对照组家兔经十二指肠给予等容量蒸馏水。

2. 处理与观察 家兔耳缘静脉注射25%乌拉坦4mL/kg体重，麻醉后仰位固定于兔手术台上，耳缘静脉注入5%葡萄糖盐水10mL/kg体重，造成水负荷。家兔腹部正中切口，做十二指肠降段插管，以备给药。将家兔膀胱移出体外，用两把止血钳提起膀胱顶部，在止血钳之间做一长约1cm的切口，将漏斗放入膀胱，漏斗底要罩在两侧输尿管的膀胱入口上，用线将膀胱及漏斗柄结扎固定。压迫下腹部排空膀胱内尿液后，收集并测量30分钟内尿量，然后开始给药，收集尿液，每30分钟1次，连续4次。实验结束后，汇总全实验室结果，进行统计分析。

【实验结果】 将实验结果填入记录表。

表9-2　金钱草对家兔的利尿作用

组别	动物编号	给药前尿量（mL）	给药后不同时间尿量（mL）			
			0~30分钟	30~60分钟	60~90分钟	90~120分钟
对照组	1					
	2					
给药组	1					
	2					

【注意事项】

1. 做膀胱切口时，应避开血管，以免造成出血。
2. 本实验在用药前应有水负荷，否则实验不易成功。

实验9-3　排石颗粒对大鼠肾结石的影响

【实验目的】 学习乙醛酸致泌尿系统结石模型的实验方法，观察排石颗粒对大鼠肾结石的影响。

【实验原理】 乙醛酸可使骨桥素含量增加，并使肾小管细胞肥大、空泡变性，继而钙盐沉积，形成结石核心。排石颗粒具有清热利水、通淋排石功效，用于肾结石、输尿管结石、膀胱结石等。本实验通过观察肾结石的形成情况，评价排石颗粒的作用。

【实验器材】大鼠灌胃器，注射器，手术剪，止血钳，解剖显微镜，天平。

【实验药品】排石颗粒（20g/袋），0.2%乙醛酸溶液，苦味酸。

【实验动物】SD 或 Wistar 大鼠9只，清洁级，雄性，体重180～220g。

【实验方法】

1. 分组与给药　取体重相近的大鼠9只，随机分3组，分别为正常组、模型组和给药组，每组3只，苦味酸标记，天平称重。给药组大鼠灌胃排石颗粒混悬液 10g/kg 体重，给药容量为1mL/100g 体重，正常组和模型组大鼠灌胃等容量蒸馏水，连续7天。

2. 处理与观察　给药同时，模型组和给药组大鼠分别腹腔注射乙醛酸 20mg/kg 体重，每日1次，给药容量为1mL/100g 体重，连续7日。末次给药后40分钟，处死动物，剖腹观察双肾外形，取出双肾，纵向剖开，用解剖显微镜仔细检查肾剖面有无草酸钙结晶、钙化斑、游离结石和积水。根据结石形成的多少及肾脏损伤程度分为5级：

0级：肾皮质、髓质及肾乳头均无可见的结石和结晶沉淀物，肾脏外形无异常变化；

Ⅰ级：肾皮质或髓质可见少量散在结晶沉淀物；

Ⅱ级：肾皮质、髓质及肾盂可见结晶沉淀物或有小的游离结晶；

Ⅲ级：肾剖面可见较多结晶，并有游离结石形成，肾乳头可见钙化斑，肾盂扩张积水；

Ⅳ级：肾皮质、髓质可见大量结晶，有游离结石形成，肾乳头可见钙化斑，肾盂明显扩张积水。

【实验结果】将实验结果填入记录表。实验结束后，汇总全实验室结果，进行统计分析。

表 9－3　排石颗粒对大鼠肾结石形成的影响

组别	动物编号	给药剂量（g/kg 体重）	肾结石的程度、分布情况				
			0	Ⅰ	Ⅱ	Ⅲ	Ⅳ
正常组	1						
	2						
	3						
模型组	1						
	2						
	3						
给药组	1						
	2						
	3						

【注意事项】

1. 因雌性激素能使骨桥素含量降低，成石率低，故本实验不能选用雌性大鼠。

2. 数据形式为等级资料，可用 Ridit 分析进行统计学处理。

实验 9 – 4　茵陈蒿汤对家兔胆汁分泌的影响

【实验目的】学习家兔胆管插管和胆汁引流的实验方法；观察茵陈蒿汤对家兔胆汁分泌的影响。

【实验原理】胆汁中有胆酸、胆固醇及胆红素等成分，肝脏分泌的胆汁经胆总管流入十二指肠，胆汁的分泌排泄与黄疸的形成有密切关系。从胆总管收集胆汁可以反映胆汁的分泌与排出。茵陈蒿汤具有清湿热、退黄疸功效。本实验通过动态观察胆汁分泌量的变化，评价茵陈蒿汤的利胆作用。

【实验器材】兔手术台，总胆管引流用塑料管（长 20 ~ 30cm），胃导管，手术剪，眼科镊，止血钳，注射器，量筒，纱布，药棉，丝线，秒表，磅秤。

【实验药品】茵陈蒿汤（茵陈配方颗粒、栀子配方颗粒、大黄配方颗粒，配制为 0.154g 生药/mL），25% 乌拉坦溶液，苦味酸。

【实验动物】家兔 4 只，普通级，雄性，体重 1.5 ~ 2.5kg。

【实验方法】

1. 分组与给药　取禁食 12 小时家兔 4 只，随机分为 2 组，分别为对照组和给药组，每组 2 只，苦味酸标记，磅秤称重。给药组家兔经十二指肠给予茵陈蒿汤配方颗粒混悬液 1.54g 生药/kg 体重，给药容量为 10mL/kg 体重，对照组经十二指肠给予家兔等容量蒸馏水。

2. 处理与观察　家兔耳缘静脉注射 25% 乌拉坦 1g/kg 体重麻醉后，仰位固定于兔手术台上。上腹部剪毛，从剑突下腹部正中线切开皮肤 6 ~ 10cm，沿正中腹白线切开腹壁，找到胃幽门部及其相连的十二指肠，用手指轻轻翻转幽门及其相连的十二指肠上部，可见开口于十二指肠的胆总管壶腹部，并可向右上方追踪到胆总管。用眼科镊分离出胆总管一小段，在胆总管下穿二根丝线。先在胆总管离十二指肠壁 1.5cm 处结扎一根丝线，不剪断，用作牵引胆总管用。提起牵引丝线，由于胆总管已被结扎阻断，可见上段胆总管内充满绿色胆汁。在牵引丝线上方 0.2 ~ 0.3mm 处剪开胆总管一小口，插入内径为 1 ~ 2mm 的胆汁引流用塑料导管深 2 ~ 3mm，结扎固定，收集给药前 30 分钟胆汁，经十二指肠给药，收集给药后 0 ~ 30 分钟，30 ~ 60 分钟，60 ~ 90 分钟 3 个时间段的胆汁，记录各时间段胆汁流量。实验结束后，汇总全实验室结果，进行统计分析。

【实验结果】将实验结果填入记录表。

表 9 – 4　茵陈蒿汤对家兔胆汁分泌的影响

组别	动物编号	给药前 30 分钟胆汁流量（mL）	给药后胆汁流量（mL）		
			0 ~ 30 分钟	30 ~ 60 分钟	60 ~ 90 分钟
对照组	1				
	2				
给药组	1				
	2				

【注意事项】

1. 胆总管引流胆汁的塑料管可用头皮针上的半透明塑料管制成。管的尖端剪成斜口，离管口 2～3mm 处加热拉成稍细的颈部，以便结扎胆总管而固定之。

2. 胆总管比较细，切勿用力拉牵引线而拉断，故操作必须细心轻巧。

参 考 文 献

[1] 陈奇. 中药药理研究方法学 [M]. 2 版. 北京：人民卫生出版社，1993：376 - 390，512 - 513，726 - 727.

[2] 徐叔云，卞如濂，陈修. 药理实验方法学 [M]. 2 版. 北京：人民卫生出版社，1994：1202 - 1229.

[3] 朱小南，潘敬运，胡本荣，等. 膀胱结石大鼠模型和尿石通丸防治膀胱结石的作用 [J]. 中药药理与临床，1997，13 (6)：42 - 44.

[4] 邹移海，张薇，徐志伟，等. 三聚氰胺泌尿系统结石大鼠模型的研究 [J]. 中国比较医学杂志，2009，19 (7)：5 - 10.

[5] 孙永宁. 慢肾康胶囊治疗实验大鼠 HN 肾炎主要药效学研究 [J]. 陕西中医学院学报，2001，24 (3)：40 - 43.

[6] 王峰，范亚平，达展云. 大鼠被动性 Heymann 肾炎模型建立与抗体剂量关系的探讨 [J]. 南通大学学报，2008，28 (2)：85 - 87.

[7] 孙伟，秦苏萍，李小翠，等. 抗大鼠肾小球基底膜肾炎模型建立方法的改进 [J]. 中华医学研究杂志，2008，8 (3)：193 - 197.

[8] 杨解人，丁伯平，陈国祥，等. 肾康宁对家兔 C - BSA 肾炎模型治疗作用研究 [J]. 中国实验方剂学杂志，2000，6 (6)：29.

[9] 李仪奎. 中药药理实验方法学 [M]. 上海：上海科学技术出版社，1991：458 - 466.

[10] 黄正明，杨新波，曹文斌，等. 化学性以及免疫性肝损伤模型的方法学研究 [J]. 解放军药学学报，2005，21 (1)：42 - 46.

[11] 程明亮，杨长青. 肝纤维化的基础研究及临床 [M]. 北京：人民卫生出版社，2002：366 - 367.

[12] 李春双，张连忠，韩小冬，等. 肝脂汤对酒精性肝硬化大鼠模型肝纤维化的影响 [J]. 山东医药，2008，48 (42)：30 - 31.

[13] 郭丽梅，林梅，陆珊，等. 一次性大剂量二甲基亚硝胺致大鼠肝纤维化模型中肝星状细胞的病理变化 [J]. 实用肝脏病杂志，2009，12 (4)：244 - 247.

[14] 李鸿立，田聆，魏于全. 刀豆素蛋白 A 诱导小鼠肝纤维化模型的建立 [J]. 免疫学杂志，2004，20 (5)：390 - 392，396.

[15] 高敏，淤泽溥，赵远，等. 用 Triton - WR1339 复制小鼠高脂血症动物模型的研究 [J]. 云南中医药杂志，2008，29 (6)：48.

第十章　温里药实验

温里药是指能温里散寒，温肾回阳，治疗里寒证的中药。本类药物药性辛温，多入脾、胃、肝、肾经，具有辛散温通、散寒止痛、补火助阳等功效，主要用于寒邪内盛、心肾阳衰所呈现的各种里寒证。现代药理学研究证实，温里药具有强心、扩张血管、抗休克、健胃、止吐、增强胃蛋白活性、镇静、镇痛、兴奋交感神经等药理作用。

常用温里药有附子、肉桂、吴茱萸、丁香等，常用温里方剂和成药有四逆汤、吴茱萸汤、理中汤、大建中汤、参附汤、参附注射液、附子理中丸、香砂养胃丸，丁蔻理中丸、良附丸等。

一、常用实验方法

（一）心血管系统实验

1. 血流动力学实验　实验动物可选用大鼠、猫、犬及小型猪。常用犬，静脉注射戊巴比妥钠 30mg/kg 体重麻醉，仰位固定，行气管插管术，接呼吸机以维持呼吸；分离右侧颈外静脉建立液路，以适当补液；行左侧第四肋间开胸术，暴露心脏，剪开心包，做心包床，分离冠状动脉左旋支及主动脉根部，放置电磁流量计探头，分别测量冠脉流量（CBF）及心输出量（CO）；左心室尖部插管，连接压力换能器，BL-420E⁺ 生物机能实验系统记录左室内压（LVSP）、左室内压最大变化速率（LVdp/dtmax）、左室舒张末期压（LVEDP）等指标；分离右侧股动脉，插管，连接压力换能器，BL-420E⁺ 生物机能实验系统记录收缩压（SBP）、舒张压（DBP）、平均动脉压（MAP）；将针状电极插入四肢皮下，记录 Ⅱ 导心电图，记录心率（HR）；腹中线开腹，行十二指肠插管给药，一般于药后 10 分钟、30 分钟、60 分钟、120 分钟记录各项指标。

2. 强心实验

（1）离体心脏实验　采用斯氏（Straub）法或八木-Hartung 法灌流离体蛙心，或采用 Langendroff 法灌流大鼠、豚鼠、家兔等哺乳动物离体心脏，采用离体乳头肌、离体心房肌观察受试中药对心脏的直接作用。

①斯氏（Straub）离体蛙心法：用探针从枕骨大孔插入青蛙脑部，破坏脑及脊髓后，仰位固定，分离心脏，将盛有任氏液的蛙心套管通过主动脉球转向左后方插入心室，结扎固定，剪断主动脉，提起心脏，于静脉窦下方将其余血管结扎，剪断静脉，使心脏离体。用滴管吸去套管内液体，并用任氏液连续换洗至无血色。用蛙心夹夹住心

尖，连接于张力换能器，BL - 420E$^+$生物机能实验系统描记心脏活动曲线，套管中加受试中药，记录心肌收缩幅度和心率变化。

②八木 - Hartung 离体蛙心法：用探针从枕骨大孔插入青蛙脑部，破坏脑及脊髓后，仰位固定，分离心脏，用玻璃针穿过主动脉下面，将心脏向上翻转，分离主动脉并将其远端结扎，随后结扎主动脉和下腔静脉以外的全部血管，在下腔静脉上剪一"V"形小口，插入盛有任氏液的八木氏蛙心插管并结扎，剪断动脉和静脉使心脏离体。将动静脉套管合起来，使动脉流出的液体流入静脉套管内，离体循环系统形成。用任氏液反复冲洗静脉套管内的灌流液至无血色。调节静脉套管内的液柱高度为 1.5～2.0cm，动脉插管的液柱高度约为 5cm，用蛙心夹夹住心尖，连接张力换能器，BL - 420E$^+$生物机能实验系统描记心脏活动曲线，观察受试中药的作用。

③Langendroff 离体哺乳类动物心脏法：将豚鼠击昏后迅速分离心脏，放入用氧饱和的冷任 - 洛氏液中，挤压心室，排出心室内剩余血液，将主动脉用棉线固定于灌流装置的心脏套管上，在恒温（38℃）恒压（灌流瓶的高度距心脏 60～80cm，可适当调整，以冠脉流量为 5～8mL/分钟为宜）下，灌流瓶内充氧的灌流液通过主动脉的灌流管，由两个冠状动脉灌流整个心肌后，灌流液经冠状静脉窦从右心房流出，收集流出的灌流液即冠脉流量。用蛙心夹夹住心尖，连接张力换能器，BL - 420E$^+$生物机能实验系统描记心脏活动曲线，根据心率和心肌收缩幅度评价受试中药的作用。

④离体豚鼠心房实验法：将豚鼠击昏迅速取出心脏，放入冷的克氏液中，将心室血液挤出洗净。沿心房底部分离左心房，用眼科剪沿左心房缺口处剪去腹面的心房肌，使保留的一面心房肌呈扇状标本，置于浴槽中（20mL，30℃±0.5℃），一端固定于通气钩上，另一端连接张力换能器，相连心房静止负荷为 0.2g，通氧，稳定 30 分钟后，BL - 420E$^+$生物机能实验系统描记活动曲线。

（2）在体心脏实验

①Cushny 心肌杠杆法：取犬或猫，戊巴比妥钠麻醉后，仰位固定，分离气管，插入气管套管，接呼吸机。分离股静脉，插入连有输液瓶的套管，供补液和给药用。剖开胸腔，暴露心脏，剪开心包膜，并缝于周围胸壁肌上，暴露心脏，固定心肌杠杆，BL - 420E$^+$生物机能实验系统记录心肌收缩曲线。

②在体家兔心收缩力实验法：家兔乌拉坦麻醉，气管插管，沿胸部正中线开胸，剪开心包膜，缝于周围胸壁上，暴露心脏，用蛙心夹夹住心尖部，连接张力换能器，BL - 420E$^+$生物机能实验系统记录正常收缩曲线和心率，由股静脉或颈静脉经静脉套管给药，观察受试中药对心肌收缩力的影响。

2. 血压测定法　血压测定法分为直接测压法和间接测压法两种。常用的动物有大鼠、犬和猫等。

（1）直接测压法　动物麻醉后，仰位固定于手术台上，动脉插管，连接压力换能器，BL - 420E$^+$生物功能信号系统记录收缩压、舒张压、平均动脉压等指标。

（2）间接测压法　常用动物为大鼠，大鼠尾根部加压超过收缩压时，脉搏消失，压力减至收缩压时，脉搏出现，断续减压至舒张压时，脉搏恢复加压前水平，检测这种脉搏变化时的瞬间压力，即得血压值。

（二）消化系统实验

1. 镇吐实验 常选用家鸽、犬和猫为实验对象。先给予动物受试中药，然后给致吐剂制造呕吐模型，评价受试中药的镇吐作用。

2. 止泻实验 先给予动物受试中药，然后制造泄泻模型；也可先制造泄泻模型，再给受试中药进行治疗，通过比较对照组和给药组湿粪数量，评价受试中药的止泻作用。

二、常用动物模型

（一）泄泻动物模型

1. 大黄致脾虚泄泻模型

（1）大黄致小鼠脾虚泄泻模型 小鼠灌胃给予100%大黄水煎液1mL/只，连续1~2周，出现纳呆、消瘦、体重下降、泄泻、体温偏低等。

（2）大黄致大鼠脾虚泄泻模型 大鼠灌胃给予200%大黄水浸煎剂2.0~2.5mL/只，每日2次，连续2~3周；或大鼠灌胃15%大黄粉混悬液3~5mL/只，每日2次，连续2周，出现纳呆、消瘦、体重下降、泄泻、体温偏低等。

2. 番泻叶致脾虚泄泻模型

（1）番泻叶致大鼠脾虚泄泻模型 大鼠灌胃给予5%番泻叶水浸剂，每日20mL/kg体重，1日2次，连续20日，可见动物泄泻至脱肛、食少纳呆，消瘦、体重减轻，神态委靡，毛色枯槁等。

（2）番泻叶致小鼠脾虚泄泻模型 小鼠每日灌胃3%番泻叶水煎剂0.5mL/只，连续6~10天，可引起小鼠腹泻。

3. 利血平致腹泻模型 小鼠或大鼠，皮下或肌内注射利血平1.0~2.0mg/kg体重，每日1次，连续2日，可出现腹泻。

（二）呕吐动物模型

1. 吗啡致呕吐模型 犬或猫皮下注射盐酸阿扑吗啡1mg/kg体重，注射后2~3分钟可出现呕吐。

2. 顺铂致呕吐模型 犬静脉注射顺铂3~5.5mg/kg体重，1~2分钟内可出现呕吐；家鸽腹腔注射顺铂4mg/kg体重，一般50分钟后出现呕吐。

3. 洋地黄致家鸽呕吐模型 家鸽翼静脉注射20%洋地黄酊稀释液1.55mL/kg体重，可引起呕吐。

4. 左旋多巴致犬呕吐模型 犬吞服左旋多巴80mg/kg体重，可引起呕吐。

5. CuSO₄ 致呕吐模型　家鸽灌胃 2% $CuSO_4$ 溶液 10mL/kg 体重，30 分钟内出现呕吐；犬、猫灌胃 1% $CuSO_4$ 溶液 60~100mL/kg 体重，一般 2~3 分钟后可出现呕吐。

（三）缓慢型心律失常模型

1. 异搏定（维拉帕米）致小鼠心动过缓模型　小鼠麻醉后，尾静脉注射 2.5mg/mL 异搏定 80μg/10g 体重，10 秒后出现心动过缓和房室传导阻滞，可持续 10 分钟左右。

2. 烟碱致小鼠心动过缓模型　小鼠麻醉后，尾静脉注射 2mg/mL 纯烟碱稀释液 20μg/10g 体重，2~3 秒后可出现呼吸暂停、心动过缓、窦性停搏。

（四）心力衰竭动物模型

1. 戊巴比妥钠诱发的心力衰竭模型

（1）戊巴比妥钠致犬心力衰竭模型　犬戊巴比妥钠麻醉后，开胸，左心室插管，以左室内压最大变化速率（$LVdp/dt_{max}$）作为心肌收缩力指标，2~3 分钟内静脉恒速滴注 3% 戊巴比妥钠 20~30mL，$LVdp/dt_{max}$ 下降至基础水平的 25%~30%，然后滴注戊巴比妥钠 4~6mg/分钟，使平均动脉压（MAP）下降到 6.7~8.0kPa（50mmHg~60mmHg）以维持稳定心力衰竭状态。

（2）戊巴比妥钠致豚鼠心力衰竭模型　豚鼠戊巴比妥钠麻醉后，恒速静脉注射 1.5% 戊巴比妥钠，左室内压最大变化速率（$LVdp/dt_{max}$）下降到 13.3~20.0 kPa/秒（100~200mmHg/秒），5 分钟无上升倾向，可视为形成急性心衰。

（3）戊巴比妥钠致猫心力衰竭模型　猫戊巴比妥钠麻醉后，开胸，左心室插管，以 $LVdp/dt_{max}$ 作为心肌收缩力指标，静脉恒速滴注 3% 戊巴比妥钠，$LVdp/dt_{max}$ 逐渐下降，当下降至 26.7~40.0 kPa/秒（200~300mmHg/秒），5 分钟无上升倾向，可视为形成急性心衰。

2. 心得安诱发的心力衰竭模型　豚鼠戊巴比妥钠麻醉后，开胸，左心室插管，以左室内压最大变化速率（$LVdp/dt_{max}$）作为收缩力指标，先静脉注射普萘洛尔 5mg/kg 体重，1 分钟注射完毕，随后用普萘洛尔静脉滴注 0.2mg（0.1~0.2mL）/分钟，可维持稳定的心力衰竭状态。

3. 维拉帕米（异搏定）诱发的心力衰竭模型　犬静脉滴注异搏定每分钟 50μg/kg 体重，维持到心输出量明显下降后持续给药 5~30 分钟，然后调整剂量为每分钟 15μg/kg 体重，直到心力衰竭稳定并维持 20 分钟。

4. 阿霉素心力衰竭模型　大鼠静脉注射阿霉素 1mg/kg 体重，每周注射 2 次，连续 8~10 周，可形成心衰，超微结构可见心肌细胞线粒体明显异常。

5. 腹主动脉缩窄诱发心力衰竭模型　大鼠麻醉后，左上腹切口，使腹主动脉充分暴露，在双肾动脉上方 0.5cm 处将 8 号针头与腹主动脉共同结扎，拔除针头，造成腹主动脉管腔环形缩窄 50%~60%，8 周后形成心力衰竭。

（五）厥脱证 （休克） 动物模型

1. 失血性休克动物模型　动脉急性失血达总血量的 15% ～20%，血压降低至 5.3kPa（40mmHg）时，就可以发生休克。常采用大鼠、家兔、犬动脉急性放血的方法，使动物大量失血，发生低血容量，待血压降至 5.3kPa（40mmHg）时便达到休克。

2. 内毒素性休克动物模型　大鼠静脉注射大肠杆菌内毒素 40mg/kg 体重，家兔耳缘静脉注射大肠杆菌内毒素 5mg/kg 体重，猫静脉注射大肠杆菌内毒素 5mg/kg 体重，犬静脉注射大肠杆菌内毒素 5mg/kg 体重，均可使动物血压迅速下降，达到休克状态。

3. 家兔肠系膜上动脉夹闭性休克模型　家兔麻醉后仰位固定，分离一侧颈总动脉，BL–420E⁺生物机能实验系统记录动脉血压和Ⅱ导心电图，腹部正中切开，分离出肠系膜上动脉，以无创伤动脉夹夹闭，1 小时后松开动脉夹，血压降低可达到休克状态。

4. 过敏性休克动物模型　豚鼠皮下注射马血清 0.1～0.2mL 或腹腔注射马血清 0.3～0.5mL，1～2 周后再由豚鼠颈部皮肤下静脉注射马血清 1mL，约 2 分钟后出现过敏性休克。

实验 10–1　附子提取物对离体蛙心的强心作用

【实验目的】学习斯氏（Straub）离体蛙心灌流法；观察附子提取物对离体蛙心的强心作用。

【实验原理】蛙心套管可直接插入蛙心室腔，药物加于套管中直接作用于心脏，可观察心脏收缩幅度、频率和节律等指标，此方法为筛选强心中药常用的实验方法。附子能上助心阳以通脉，下补肾阳以益火，为回阳救逆第一要药，其所含的强心成分消旋去甲乌药碱具有显著的强心作用。

【实验器材】蛙板，探针，手术剪，镊子，眼科剪，眼科镊，斯氏蛙心插管，长滴管，50mL 烧杯，试管夹，万能支架，双凹夹，蛙心夹，丝线，注射器，张力换能器，BL–420E⁺生物机能实验系统。

【实验药品】熟附片水煎醇沉液（常规水煎醇沉法，水浴浓缩至 4g 生药/mL），任氏液、低钙任氏液（$CaCl_2$ 含量为一般任氏液的 1/10）。

【实验动物】青蛙 1 只。

【实验方法】

1. 离体蛙心的制备　取青蛙 1 只，用探针由枕骨大孔插入，破坏其大脑和脊髓，用图钉仰位固定在蛙板上。剪去胸部皮肤和胸骨，充分暴露心脏。剪开心包膜，在左右主动脉下穿一丝线，打一松结备用。然后在左主动脉向心脏方向剪一"V"形切口，将盛有任氏液的蛙心套管插入主动脉，经动脉球插入心室。套管内液面随心搏而上下搏动表示已插入心室。扎紧松结，固定在套管侧壁小钩上，并用吸管吸去管内的血液，换上任氏液。结扎右主动脉后，轻轻提起心脏，剪断左右主动脉，在静脉窦以下把其余血管一起扎紧，在线结以下剪断。然后多次吸换套管内任氏液，直至灌流液无色，即成斯氏离体心脏标本。

2. 给药与观察　将蛙心套管固定在试管架上，用蛙心夹夹住心尖，连接张力换能器，BL - 420E⁺生物机能实验系统描记心脏收缩曲线；在心脏活动恒定后，换入低钙任氏液。待心脏抑制作用明显时，滴入附子水煎醇沉液 2～5 滴，记录心脏收缩曲线，观察心脏收缩幅度和心率变化。实验结束后，汇总全实验室数据，进行统计分析。

【实验结果】将实验结果填入记录表。

表 10 - 1　附子提取物对离体蛙心的强心作用

组别	振幅（mm）	频率（次/分钟）
正常		
低钙任氏液		
附子提取液		

【注意事项】

1. 蛙心套管插入心室时，心室内血液喷入蛙心套管，表明蛙心套管已插入心室，便可见液面上下波动就可以结扎固定。

2. 在静脉窦以下，结扎其余血管时，一定要在静脉窦以下，切勿将静脉窦扎掉，否则心脏便停止跳动。

3. 实验过程中在离体蛙心表面适当滴加任氏液，以保持心脏表面湿润。

实验 10 - 2　四逆汤对低血压状态大鼠的升压作用

【实验目的】学习急性放血致大鼠的低血压状态的实验方法；观察四逆汤的升压作用。

【实验原理】采用动脉急性放血的方法，使动物大量失血，发生低血容量，动物出现低血压状态。四逆汤为回阳救逆代表方，主治四肢厥冷，脉微欲绝等亡阳厥逆证，能对抗低血压状态。

【实验器材】BL - 420E⁺生物机能实验系统，压力换能器，塑料三通开关，玻璃气管插管，手术剪，眼科镊，眼科剪，止血钳，聚乙烯管（内径1mm），注射器，天平。

【实验药品】四逆汤（附子配方颗粒、干姜配方颗粒、甘草配方颗粒，配制为0.46g 生药/mL），50U/mL 肝素钠，10% 水合氯醛，苦味酸。

【实验动物】SD 或 Wistar 大鼠9 只，清洁级，雄性，体重300～350g。

【实验方法】

1. 分组与给药　取禁食12 小时体重相近的大鼠9 只，随机分成3 组，分别为正常组、模型组和给药组，每组 3 只，苦味酸标记，天平称重。给药组大鼠给予四逆汤配方颗粒混悬液50g 生药/kg 体重，给药容量为1mL/100g 体重，正常组和模型组给予等容量蒸馏水。

2. 处理与观察　大鼠腹腔注射 10% 水合氯醛 350mg/kg 体重，麻醉后仰位固定，分离气管，做气管插管；分离左侧颈外静脉，静脉插管，注入肝素钠 50U/kg 体重以防止血凝并用于输血；分离一侧股动脉插入一根聚乙烯管，用于放血；分离一侧颈总动脉，插入动脉导管，连接压力换能器，BL-420E+ 生物机能实验系统描记血压曲线；同时描记肢体 II 导心电图。打开腹腔，在幽门下找出十二指肠，做十二指肠插管，以备给药。描记正常颈动脉血压曲线后，模型组和给药组大鼠股动脉放血，使动脉血压降低至 5.3Kpa，稳定 5 分钟后，经十二指肠给药，观察药后 30 分钟、60 分钟、90 分钟各组大鼠血压的变化。实验结束后，汇总全实验室数据，进行统计分析。

【实验结果】将实验结果填入记录表。

表 10-2　四逆汤对低血压状态大鼠的升压作用

组别	动物编号	收缩压（kPa）				舒张压（kPa）			
		给药前	30 分钟	60 分钟	90 分钟	给药前	30 分钟	60 分钟	90 分钟
正常组	1								
	2								
	3								
模型组	1								
	2								
	3								
给药组	1								
	2								
	3								

【注意事项】

1. 大鼠体重最好在 300g 以上，便于动脉插管。
2. 手术过程要细心谨慎，操作熟练。

实验 10-3　参附注射液对家兔心衰模型的影响

【实验目的】学习大剂量戊巴比妥钠致家兔心衰模型的实验方法；观察参附注射液对心衰模型的影响。

【实验原理】大剂量中枢抑制剂戊巴比妥钠可抑制动物的心功能，造成心衰，使心肌收缩力降低，左室内压最大变化速率（LVdp/dt_{max}）降低，心输出量降低。参附注射液具有回阳救逆，益气固脱功效，用于阳气暴脱的厥脱症和阳虚所致的惊悸、怔忡、咳喘、泄泻、胃痛、痹症等，有明显的强心作用。

【实验器材】BL-420E+ 生物机能实验系统，压力换能器，恒速输液泵，心导管，手术剪、止血钳、丝线、动脉夹、注射器、磅秤。

【实验药品】参附注射液（10mL/支），25% 乌拉坦，3% 戊巴比妥钠，0.9% 生理盐水，50U/mL 肝素，苦味酸。

【实验动物】家兔 4 只，普通级，雄性，体重 1.5 ~ 2.5kg。

【实验方法】

1. 分组与给药　取禁食 12 小时体重相近的家兔 4 只，随机分为 2 组，分别为对照组和给药组，每组 2 只，苦味酸标记，磅秤称重。给药组家兔静脉注射参附注射液 1mL/kg 体重，对照组静脉注射等容量生理盐水。

2. 处理与观察　家兔耳缘静脉注射 25% 乌拉坦 1g/kg 体重，麻醉后仰位固定。行气管插管术，接呼吸机，以维持呼吸；分离右侧颈外静脉建立液路，以适当补液；行左侧第四肋间开胸术，暴露心脏，剪开心包，做心包床，左心室尖部插管，接压力换能器，BL - 420E$^+$ 生物机能实验系统，记录左室内压（LVSP）、左室内压最大变化速率（LVdp/dt_{max}）、左室舒张末期压（LVEDP）；分离右侧股动脉，插管，接压力换能器，BL - 420E$^+$ 生物机能实验系统记录收缩压（SBP）、舒张压（DBP）、平均动脉压（MAP）；将针状电极插入四肢皮下，描记II导心电图，记录心率（HR）。稳定 10 分钟后，记录各项指标的基础值。静脉恒速输入 3% 戊巴比妥钠，当 LVdp/dt_{max} 下降到 19.6 ~ 39.2kpa/秒，暂停滴入，观察 10 分钟，观察过程若出现 LVdp/dt_{max} 回升，再以每分钟 0.1mL/kg 体重的流速给予维持量，稳定 5 分钟后，给药。观察药后 30 分钟、60 分钟、120 分钟的各项指标。实验结束后，汇总全实验室数据，进行统计分析。

【实验结果】将实验结果填入记录表。

表 10 - 3　参附注射液对家兔心衰模型的影响

组别	观察指标	给药前	给药后		
			30 分钟	60 分钟	120 分钟
对照组	LVSP LVEDP LVdp/dt_{max} SBP DPB MAP HR				
给药组	LVSP LVEDP LVdp/dt_{max} SBP DPB MAP HR				

【注意事项】

1. 手术过程要小心谨慎，操作熟练。

2. 一定要使 LVdp/dt_{max} 稳定 5 分钟无上升趋势后，再给药观察。

实验 10 – 4 附子理中丸对小鼠耐寒作用的影响

【实验目的】学习小鼠耐寒实验方法；观察附子理中丸对小鼠耐寒作用的影响。

【实验原理】小鼠在寒冷环境中可出现体温下降及中枢神经抑制状态，甚至死亡。附子理中丸具有温中散寒功效，用于脾胃虚寒，脘腹冷痛，呕吐泄泻等。

【实验器材】防冻塑料冰盒，低温冰箱，注射器，小鼠灌胃器，天平。

【实验药品】附子理中丸（9g 丸），苦味酸。

【实验动物】KM 小鼠 6 只，清洁级，雄性，体重 18 ~ 22g。

【实验方法】

1. 分组与给药 取体重相近的小鼠 6 只，随机分成 2 组，分别为对照组和给药组，每组 3 只，苦味酸标记，天平称重。给药组小鼠灌胃附子理中丸混悬液 7g/kg 体重，给药容量为 0.2mL/10g 体重，对照组灌胃等容量蒸馏水，连续 3 天。

2. 处理与观察 末次给药前禁食 12 小时，末次给药后 40 分钟，将小鼠放入冰盒内冷冻，冰盒内温度为 –14℃，冷冻 1 小时后，取出，观察各组动物存活情况。实验结束后，汇总全实验室数据，进行统计分析。

【实验结果】将实验结果填入记录表。

表 10 – 4 附子理中丸对小鼠耐寒作用的影响

组别	动物编号	给药剂量（g/kg 体重）	动物存活情况	
			存活	死亡
对照组	1			
	2			
	3			
给药组	1			
	2			
	3			

【注意事项】

1. 注意控制冰箱温度一致，一组实验最好固定同一冰箱。
2. 观察小鼠的存活情况应严格控制时间。

实验 10 – 5 吴茱萸汤对家鸽的止呕作用

【实验目的】学习 $CuSO_4$ 致家鸽呕吐的实验方法；观察吴茱萸汤的镇吐作用。

【实验原理】$CuSO_4$ 为常用催吐药，灌胃后刺激胃黏膜的感受器引起呕吐。吴茱萸汤为常用温里散寒剂，具有温中散寒、降逆止呕功效，用于脾胃虚寒或肝经寒气上逆，有明显的止呕作用。

【实验器材】注射器，灌胃器，秒表，天平。

【实验药品】吴茱萸汤（吴茱萸配方颗粒、人参配方颗粒、生姜配方颗粒、大枣配方颗粒，配制为0.72g生药/mL），2% $CuSO_4$ 水溶液，苦味酸。

【实验动物】家鸽6只，普通级，雄性，体重500~600g。

【实验方法】

1. 分组与给药 取禁食12小时体重相近的家鸽6只，随机分为2组，分别为对照组和给药组，每组3只，苦味酸标记，天平称重。给药组家鸽灌胃吴茱萸汤配方颗粒混悬液7.2g生药/kg体重，给药容量为1mL/100g体重，对照组灌胃等容量蒸馏水。

2. 处理与观察 给药40分钟后，各组家鸽分别灌胃 $CuSO_4$ 水溶液200mg/kg体重，立即计时，记录各鸽第一次出现呕吐的时间（呕吐潜伏期）和给 $CuSO_4$ 后1小时内呕吐的次数（呕吐频率）。实验结束后，汇总全实验室数据，进行统计分析。

【实验结果】将实验结果记录在实验记录表中。

表 10-5 吴茱萸汤对家鸽的止呕作用

组别	动物编号	呕吐潜伏期（秒）	呕吐频率（次）
对照组	1		
	2		
	3		
给药组	1		
	2		
	3		

【注意事项】

1. 实验前家鸽应禁食。

2. 家鸽的呕吐动作典型，应统一掌握标准。

>> **参 考 文 献**

[1] 彭成. 药理与中药药理实验［M］. 北京：科学出版社，2008：87-88.

[2] 李仪奎. 中药药理实验方法学［M］. 2版. 上海：上海科学技术出版社，2006：182.

[3] 陈奇. 中药药理研究方法学［M］. 北京：人民卫生出版社，2006：399-400.

[4] 韩新民，丁建弥，杨藻震，等. 四逆汤对麻醉家兔低血压状态升压效应的初步拆方研究［J］. 中成药研究，1983，（2）：26.

[5] 卢传坚，许庆文，欧明，等. 干姜提取物对心衰模型兔心功能的影响［J］. 中药新药与临床药理，2004，15（5）：301-305.

[6] 李东安，王普民，贾冬，等. 附子理中丸的药理作用研究［J］. 中成药，1990，12（5）：25-26.

[7] 杨士友，蒋珠芬，田军，等. 香砂养胃丸和乳剂的药效学研究［J］. 中药药理与临床，1996（1）：4-6.

[8] 郭春花，来丽娜，冯改壮，等. 吐停口服液抗顺铂所致家鸽呕吐的实验研究［J］. 长治医学院学报，2008，22（5）：328-329.

［9］胡咏梅，李法琦，罗羽惠，等．腹主动脉缩窄大鼠模型制作及临床意义［J］．重庆医科大学学报．2004，29（3）：322－324.

［10］何前松，冯泳，时京珍，等．小半夏加茯苓颗粒抗顺铂所致家鸽呕吐的药效学观察［J］．辽宁中医药大学学报，2009，11（4）：209－210.

［11］高志，王天佑，林昌锦．维拉帕米诱导急性心衰的实验研究［J］．首都医科大学学报．2002，21（4）：312－314.

第十一章　理气药实验

　　理气药是指具有疏通气机，调整脏腑功能，用以治疗气滞和气逆等证的中药。理气药味多辛、苦，性温而芳香，主要归脾、肝、肺经，有理气健脾、疏肝解郁、理气宽胸、行气止痛、破气散结等功效。现代药理学研究证实，理气药具有升压、强心、解痉、抗溃疡、抗炎、抗菌、祛痰等药理作用。

　　理气药根据其功效的不同，可分为疏肝解郁药、调脾和胃药和宣降肺气药三类。常用药物有陈皮、枳实、木香、香附、乌药等，常用理气方剂及成药有莪术丸、柴胡疏肝散、半夏厚朴汤、香砂六君子丸、气滞胃痛颗粒、三九胃泰颗粒、舒肝健胃丸、逍遥丸、元胡片、胃苏颗粒等。

一、常用实验方法

（一）胃肠平滑肌运动实验

1. 离体胃肠平滑肌实验

　　（1）大鼠离体小肠实验法　大鼠禁食24小时后处死，剪下所需肠段（十二指肠、空肠、回肠均可），置于盛有台氏液的培养皿中，沿肠壁分离肠系膜。用玻璃吸管以台氏液将肠段内容物冲洗干净。将冲洗干净的肠段剪成2cm左右的小段备用。也可将肠段制成纵行肌条。将剪下的2cm左右的肠段纵向剖开，纵向切下5mm左右宽的纵行肌条，置台氏液中备用。将肠段一端用线结扎固定于浴槽底部的通气弯钩上，另一端连线与张力换能器相连，BL-420E⁺生物机能实验系统描记运动曲线，根据运动曲线评价受试中药的作用。

　　（2）豚鼠小肠环行肌实验法　豚鼠禁食24小时后处死，剖腹取出一段回肠置于盛有台氏液的培养皿中，除去肠系膜。沿纵行肌方向切开，用剪刀从两边与环行肌同方向交叉剪开以增加环行肌长度，上下端用线结扎，下端挂在浴槽底部的通气弯钩上，上端连线与张力换能器相连，BL-420E⁺生物机能实验系统描记运动曲线，根据运动曲线评价受试中药的作用。

　　（3）离体大鼠胃底条实验法　大鼠禁食24小时后处死，剖腹取出胃置于盛有克氏液的培养皿中，剪下胃底部（因胃底部收缩最强），沿胃小弯剪开胃腔，去除食物残渣和胃黏膜，将剪开的胃底部展平，用剪刀沿胃纵行肌方向平行交叉剪开5~6道使之形成较长的胃底条。剪下2cm长的一段，上下端用线结扎，下端挂在浴槽底部的通气弯钩上，上端连线与张力换能器相连，负荷 1g 左右。浴槽通入 95% O_2 和 5% CO_2 混合气体，温度维持在 37℃，BL-420E$^+$ 生物机能实验系统描记运动曲线，根据运动曲线评价受试中药的作用。

2. 在体胃肠运动实验

（1）*肠管悬吊法* 常用家兔、大鼠、豚鼠等。实验前禁食 24 小时，麻醉后打开腹腔，将回肠轻提，找到回盲部，在靠近回盲部选一段长 5~6cm 的回肠管，使其两端固定在肠管固定器两端的小孔上，将肠管中间拉起，连接到张力换能器，BL-420E$^+$ 生物机能实验系统记录肠管的收缩活动。

（2）*囊内压测定法* 禁食 24 小时家兔用乌拉坦麻醉后，仰位固定，手术剖腹，找到空肠，做约 1.5cm 切口，向上端插入水囊，荷包缝合，向水囊内注水，使之充盈，随着肠管蠕动，压迫水囊，通过与之相连接的压力换能器，BL-420E$^+$ 生物机能实验系统记录肠管的收缩活动。

（二）子宫平滑肌实验

1. 离体子宫实验法 大鼠处死后，打开腹腔取出子宫，置于盛有洛氏液的培养皿中，剥离附着于子宫壁上的结缔组织和脂肪组织。取一侧子宫角，两端分别用线结扎，将一端固定于浴槽底部的通气弯钩上，另一端连接张力换能器，在营养液中连续通入 95% O_2 和 5% CO_2 的混合气体，同时子宫加以 1g 的负荷，标本稳定后，用 BL-420E$^+$ 生物机能实验系统记录子宫平滑肌活动曲线。

2. 家兔在体子宫实验法 家兔麻醉后仰位固定，腹部剪毛，在下腹部做 4~5cm 的切口，打开腹腔，分离子宫，用在体子宫悬垂法通过张力换能器连接 BL-420E$^+$ 生物机能实验系统记录子宫活动曲线。

（三）胆汁分泌实验

常用动物为家兔和大鼠。因大鼠无胆囊，可以在近肝门处的胆总管内插管引流并收集肝胆汁，观察受试中药对胆汁分泌情况的影响，并分析胆汁中胆固醇、胆酸、胆汁酸及无机离子等。

二、常用动物模型

（一）溃疡模型

1. Shay 幽门结扎型胃溃疡模型 大鼠禁食不禁水 48 小时，乙醚麻醉下，打开腹腔，用缝合线结扎幽门十二指肠结合部，缝合腹壁。术后禁食禁水，14~19 小时后溃疡形成。处死大鼠，在前胃部黏膜面观察溃疡发生情况，解剖显微镜测量溃疡面积。评定溃疡程度的方法：测量每个溃疡的面积，将每只大鼠胃溃疡面积的总和分为 6 个等级，作为溃疡指数。溃疡直径大于 1mm^2 者计算面积（两直径相等者面积 = πr^2，两直

径不相等者面积 = $\pi\, r_1 r_2$）。面积小于 $1mm^2$ 的溃疡点，10 个点相当于溃疡面积 $1mm^2$。

溃疡面积（mm^2）	1~10	11~20	21~30	31~40	41~50	≥51 或穿孔
溃疡指数	1	2	3	4	5	6

2. 应激性溃疡模型　大鼠禁食不禁水 24 小时，装入特制铁丝笼中固定，直立，水浸于 23℃的恒温水槽内，水面以平剑突为宜。水浸应激 20 小时后，处死大鼠，打开腹腔，结扎幽门和贲门后取出全胃，向胃内注入 1% 甲醛 10mL，置 1% 甲醛中固定 10 分钟，沿胃大弯剪开，可见深褐色条索状溃疡，解剖显微镜下测量黏膜损伤长度（mm），每只大鼠以黏膜损伤总长度作为溃疡指数。

3. 药物诱发型溃疡模型

（1）吲哚美辛致溃疡模型　大鼠禁食 24 小时，皮下注射吲哚美辛 20~30mg/kg 体重，注射 7 小时后形成条索状溃疡。

（2）阿司匹林致溃疡模型　大鼠禁食 48 小时后，乙醚麻醉，手术结扎幽门，灌胃给予阿司匹林 – 阿拉伯胶混悬液 200mg/kg 体重，7 小时后处死动物，观察黏膜损伤情况，以黏膜损伤长度的总和作为溃疡指数。

（3）利血平致溃疡模型　大鼠禁食不禁水 24 小时，腹腔注射利血平 5mg/kg 体重，18 小时后处死大鼠，观察溃疡形成情况，以溃疡面积的总和（mm^2）作为溃疡指数。

（4）组胺致溃疡模型　大鼠禁食不禁水 24 小时，腹腔注射盐酸组胺 300mg/kg 体重，4 小时后，处死动物，观察溃疡形成情况，以溃疡长度（mm）总和作为溃疡指数。

（5）半胱氨酸致溃疡模型　大鼠禁食不禁水 24 小时，皮下注射 10% 盐酸半胱氨酸 200mg/kg 体重，间隔 4 小时注射 1 次，24 小时后，处死动物，观察溃疡形成情况；或灌胃给予 10% 盐酸半胱氨酸 350mg/kg 体重致溃疡模型。

4. 损伤型溃疡模型　大鼠禁食不禁水 48 小时，灌胃给予 150mmol/L 盐酸 – 乙醇混合溶液（15mL 盐酸加无水乙醇 600mL，再加蒸馏水至 1000mL，即得）1.5mL/只，1 小时后处死大鼠，观察胃黏膜损伤情况，以胃黏膜损伤长度（mm）作为溃疡指数。

（二）慢性胃炎模型

1. 乙醇 – 去氧胆酸钠灌服法　大鼠用 20mmol/L 去氧胆酸钠和 30%~60% 乙醇联合刺激，第 1 个月大鼠每日饮用 20mmol/L 去氧胆酸钠溶液，每隔 5 天灌胃 60% 乙醇溶液 2mL/只；第 2 个月大鼠每隔 7 天灌服 60% 乙醇溶液 2mL/只；第 3 个月分别用 30% 乙醇溶液及 20mmol/L 去氧胆酸钠溶液交替饮用，每隔 3 天轮换 1 次，可造成浅表性胃炎。

2. 氨水法　大鼠以 0.02%~0.1% 氨水自由饮用，连续 3 个月，可出现胃黏膜厚度明显变薄，腺体壁细胞计数明显减少，黏膜上皮中重度异型增生等。

（三）胃动力障碍模型

1. 芬氟拉明致胃动力障碍模型　小鼠禁食 24 小时后，腹腔注射芬氟拉明 35mg/kg

体重，20 分钟后可致胃动力障碍。

2. 盐酸多巴胺致胃排空延迟模型　小鼠禁食 24 小时，腹腔注射盐酸多巴胺 0.2mg/kg 体重，可致胃动力障碍。以胃内酚红残留率为指标，观察受试中药对胃排空的影响。

3. 盐酸左旋精氨酸致胃排空延迟模型　大鼠禁食 24 小时后，腹腔注射盐酸左旋精氨酸，第 1 天剂量为 5.2g/kg 体重，第 2~5 天为 2.6g/kg 体重，可造成大鼠胃动力障碍模型。

4. 左旋麻黄碱致胃排空抑制模型　小鼠禁食 24 小时后，腹腔注射左旋麻黄碱 56mg/kg 体重；大鼠腹腔注射 2mg/kg 体重，1 小时后出现胃肠运动抑制。

5. 吗啡致胃排空抑制模型　小鼠禁食 24 小时后，腹腔注射吗啡 1.0~1.5mg/kg 体重；大鼠腹腔注射吗啡 0.5~1.0mg/kg 体重，20 分钟后即可出现胃肠运动抑制，胃排空减慢。

6. 阿托品致胃肠动力障碍模型　小鼠禁食 24 小时，腹腔注射硫酸阿托品 0.3mg/kg 体重，20 分钟后小鼠可出现胃肠运动抑制。

（四）肠病动物模型

1. 肠粘连大鼠模型　取禁食 24 小时大鼠，麻醉后剖腹，提出十二指肠，自幽门向下，每隔 1cm 用有齿镊夹伤肠管 0.5cm 长，以局部渗血为度，连夹 3 处；或在距回盲部 20cm 内的回肠，进行同上处理即可造成相应部位的肠粘连。

2. 溃疡性结肠炎大鼠模型　取禁食 24 小时大鼠，麻醉后，用聚乙烯导管插入肛门内约 10cm 处结肠内，注入 5% 乙酸 1mL，1 天后可出现粪便稀溏，便中带血及黏液，3 天后结肠黏膜出现大面积溃疡。

（五）胰腺炎模型

1. 乙硫氨酸法　大鼠禁食 24 小时后，灌胃给予 DL-乙硫氨酸 50mg/kg 体重，每日 2 次，连续 2 日，第 7 日即可见胰腺呈炎症、变性、坏死及导管囊状扩张等变化。

2. L-精氨酸法　大鼠禁食 24 小时后，一次性腹腔注射 20% L-精氨酸溶液 500mg/kg 体重，72 小时后即可引起急性坏死性胰腺炎。

实验 11-1　香砂六君子丸对家兔在体肠运动的影响

【实验目的】学习家兔肠内压测定的实验方法；观察香砂六君子丸对家兔在体肠运动的影响。

【实验原理】家兔空肠内食糜极少，插入水囊后，随着肠管蠕动，水囊受挤压，通过与之相连接的压力换能器，便能将肠管的收缩活动记录在 BL-420E⁺ 生物机能实验系统上。香砂六君子丸具有益气健脾，和胃降逆功效，临床上常用于治疗脾虚气滞，脘腹胀痛，消化不良，嗳气呃逆，呕恶食少，大便溏泻等。本实验根据肠肌收缩的频率和幅度，观察香砂六君子丸对肠运动的影响。

【实验器材】兔手术台，注射器，手术剪，手术镊，水囊，BL – 420E⁺ 生物机能实验系统，压力换能器，磅秤。

【实验药品】香砂六君子丸（6g/袋），25%乌拉坦，苦味酸。

【实验动物】家兔 4 只，普通级，雄性，体重 1.5 ~ 2.5kg。

【实验方法】

1. 分组与给药 取禁食 12 小时体重相近的家兔 4 只，随机分为 2 组，分别为对照组和给药组，每组 2 只，苦味酸标记，磅秤称重。

2. 处理与观察 家兔耳缘静脉注射 25%乌拉坦 1g/kg 体重麻醉后，仰位固定于兔手术台，腹部正中切口，做十二指肠降段插管，以备给药。再切开左上腹找到空肠，做约 1.5cm 长的切口，向上端插入水囊，荷包缝合，扎紧缝合线，向水囊内注水，使水囊充盈，连接压力换能器，BL – 420E⁺ 生物机能实验系统描记肠运动曲线。描记正常肠运动曲线后，给药组家兔十二指肠给予香砂六君子丸混悬液 1.2g/kg 体重，给药容量为 10mL/kg 体重，对照组家兔十二指肠给予等容量蒸馏水，描记给药后 30 分钟、60 分钟、90 分钟、120 分钟肠运动曲线，计算肠收缩频率和收缩幅度。实验结束后，汇总全实验室结果，进行统计分析。

【实验结果】将实验结果填入记录表。

表 11 – 1　香砂六君子丸对家兔在体肠运动的影响

组别	动物编号	肠收缩频率（次/分钟）				收缩幅度（mm）			
		30 分钟	60 分钟	90 分钟	120 分钟	30 分钟	60 分钟	90 分钟	120 分钟
对照组	1 2								
给药组	1 2								

【注意事项】

1. 水囊制好后，须先向水囊内注水以排除水囊内的空气。

2. 水囊插入空肠后，向水囊内注水的量要适度，使水囊充盈，肠管对小囊有一定的压力即可，切勿注水过多，使囊内压过大，造成水囊破裂。

实验 11 – 2　气滞胃痛颗粒对硫酸阿托品致小鼠胃肠运动抑制的影响

【实验目的】学习硫酸阿托品致小鼠胃肠运动障碍模型的实验方法；观察气滞胃痛颗粒对小鼠胃肠运动的影响。

【实验原理】阿托品为 M 胆碱受体拮抗剂，可通过抑制乙酰胆碱的作用，降低胃肠道平滑肌的兴奋性，造成胃肠运动抑制。气滞胃痛颗粒具有疏肝理气、和胃止痛之功效，临床上用于治疗肝郁气滞、胸痞胀满、胃脘疼痛等疾病。本实验利用阿托品制作胃肠运动障碍模型，观察气滞胃痛颗粒对胃肠运动的影响。

【实验器材】注射器，小鼠灌胃器，手术剪，手术镊，直尺，搪瓷盘，天平。

【实验药品】气滞胃痛颗粒（5g/袋），硫酸阿托品注射液（0.5mg/mL，使用时用生理盐水配成所需浓度备用），半固体营养糊（取10g羧甲基纤维素，溶于250mL蒸馏水中，然后分别加入16g奶粉、8g糖、8g淀粉和4mL碳素墨水，搅拌均匀。最后配成300mL约300g的半固体糊状物），0.9%生理盐水，苦味酸。

【实验动物】KM小鼠9只，清洁级，雄性，体重18～22g。

【实验方法】

1. 分组与给药 取体重相近的小鼠9只，随机分成3组，分别为正常组、模型组及给药组，每组3只，苦味酸标记，天平称重。给药组小鼠灌胃气滞胃痛颗粒混悬液4g/kg体重，给药容量为0.2mL/10g体重，对照组、模型组灌胃等容量蒸馏水，每天1次，连续6天。

2. 处理与观察 末次给药前小鼠禁食48小时，末次给药后30分钟，模型组和给药组小鼠腹腔注射硫酸阿托品0.3mg/kg体重，对照组小鼠腹腔注射等容量生理盐水。造模20分钟后，各组小鼠分别灌胃给予半固体糊0.8mL/只，30分钟后脱颈椎处死，打开腹腔，结扎幽门和贲门，取出胃，拭干称全重，沿胃大弯剪开胃体，洗去胃内容物后拭干，称净重，按下式计算胃内残留率。同时剪取幽门至回盲部的肠管，置于托盘上。轻轻将小肠拉成直线，用直尺测量肠管长度作为"小肠总长度"；从幽门至营养糊黑色前沿的距离作为"半固体营养糊在小肠内推进距离"，并按下式计算小肠推进率。实验结束后，汇总全实验室结果，进行统计分析。

$$胃内残留率（\%）= \frac{胃全重（g）-胃净重（g）}{所灌半固体营养糊重（g）} \times 100\%$$

$$小肠推进率（\%）= \frac{半固体营养糊在小肠内推进距离（cm）}{小肠总长度（cm）} \times 100\%$$

【实验结果】将实验结果填入记录表。

表11-2 气滞胃痛颗粒对硫酸阿托品致小鼠胃肠运动抑制的影响

组别	动物编号	胃全重（g）	胃净重（g）	胃内残留率（%）	小肠全长（cm）	小肠推进距离（cm）	小肠推进率（%）
正常组	1						
	2						
	3						
模型组	1						
	2						
	3						
给药组	1						
	2						
	3						

【注意事项】

1. 每只小鼠的灌糊量要准确，处死的时间要统一，以减少误差。
2. 胃称重前，应用滤纸吸干水分。
3. 剖取小肠操作应轻柔，避免牵拉，否则影响测量结果。

实验 11 - 3　三九胃泰颗粒对幽门结扎大鼠胃液分泌的影响

【实验目的】 学习胃液分泌量的测量方法；观察三九胃泰颗粒对幽门结扎大鼠胃液分泌的影响。

【实验原理】 胃液是重要的消化液，由胃黏膜中的壁细胞、主细胞和黏液细胞分泌，其主要成分是胃酸、胃蛋白酶和黏液。胃液量和成分受多种生理因素的影响，胃的病变可使胃液分泌发生改变。三九胃泰颗粒具有消炎止痛、理气健胃的作用，主治慢性胃炎、功能性消化不良等。本实验通过测量胃液分泌量及胃液总酸度，观察三九胃泰颗粒对胃液分泌的影响。

【实验材料】 手术剪，眼科镊，注射器，大鼠灌胃器，丝线，刻度离心管，滴定管，刻度滴管，天平。

【实验药品】 三九胃泰颗粒（20g/袋），0.01mol/L NaOH，酚红，乙醚，苦味酸。

【实验动物】 SD 或 Wistar 大鼠 6 只，清洁级，雄性，体重 180～220g。

【实验方法】

1. 分组与给药　取体重相近的大鼠 6 只，随机分为 2 组，分别为对照组和给药组，每组 3 只，苦味酸标记，天平称重。给药组大鼠灌胃三九胃泰颗粒混悬液 7g/kg 体重，给药容量为 1mL/100g 体重，对照组灌胃等容量蒸馏水，每天 1 次，连续 5 天。

2. 处理与观察　末次给药前 24 小时禁食，末次给药后 40 分钟，将大鼠用乙醚麻醉，手术开腹，用缝合线结扎幽门十二指肠结合部，缝合腹壁。术后禁食禁水，6 小时后处死大鼠，打开腹腔结扎幽门、贲门，摘取全胃，沿胃大弯剪开胃腔，倾出胃内容物，收集于刻度离心管中，离心去渣后测量胃液量；然后取胃液用滴定法测定胃液总酸度：取上清胃液 1mL，加酚红指示剂 1 滴，用 0.01mol/L NaOH 滴定，直至胃液先呈黄色后转为红色 2 秒内不消失为终点，记录所用 NaOH 量，计算胃液总酸度（NaOH 用量即胃液总酸度）。实验结束后，汇总全实验室结果，进行统计分析。

【实验结果】 将实验结果填入记录表。

表 11 - 3　三九胃泰颗粒对幽门结扎大鼠胃液分泌的影响

组别	动物编号	胃液分泌量（mL）	胃液总酸度（mmol/L）
对照组	1		
	2		
	3		

组别	动物编号	胃液分泌量（mL）	胃液总酸度（mmol/L）
给药组	1		
	2		
	3		

【注意事项】

1. 胃内容物会影响溃疡形成，故手术前后禁食是溃疡模型成功的重要措施。

2. 大鼠结扎幽门4小时后，胃液分泌增高最显著且趋于恒定。观察药物对胃液分泌的影响，多在幽门结扎后4～7小时进行。结扎14～19小时后由于已形成溃疡，且易穿孔，此时胃液量变化，只能作为参考。

实验 11-4　木香对盐酸-乙醇致大鼠急性胃黏膜损伤的影响

【实验目的】学习盐酸-乙醇致大鼠急性胃黏膜损伤的实验方法；观察木香对大鼠急性胃黏膜损伤的保护作用。

【实验原理】胃酸升高或内服高浓度酒精均可导致胃黏膜急性损伤，故可采用盐酸-乙醇引起大鼠胃黏膜急性损伤。木香有理气及调和肝脾的功效，常用于治疗气滞证。本实验通过观察大鼠胃黏膜损伤程度，评价木香对胃黏膜的保护作用。

【实验器材】注射器，大鼠灌胃器，手术剪，眼科镊，动脉夹，直尺，天平。

【实验药品】木香配方颗粒（配制为0.17g生药/mL），150mmol/L盐酸-乙醇混合液（15mL盐酸加无水乙醇600mL，再加蒸馏水至1000mL，即得），1%甲醛溶液，苦味酸。

【实验动物】SD或Wistar大鼠6只，清洁级，雄性，体重180～220g。

【实验方法】

1. 分组与给药　取禁食48小时体重相近的大鼠6只，随机分为2组，分别为对照组和给药组，每组3只，苦味酸标记，天平称重。给药组大鼠灌胃木香配方颗粒混悬液1.7g生药/kg体重，给药容量为1mL/100g体重，对照组灌胃等容量蒸馏水。

2. 处理与观察　给药后40分钟各组大鼠分别灌胃150mmol/L盐酸-乙醇混合液1.5mL/只，1小时后处死大鼠，开腹取胃，用动脉夹夹紧贲门，由幽门注入1%甲醛溶液5mL，夹紧幽门，将全胃置于1%甲醛溶液中固定10分钟。沿胃大弯剪开，将胃外翻，用清水轻轻洗去胃内容物。将胃平铺于玻璃板上，用尺子测量胃黏膜损伤长度，以损伤长度（损伤宽度大于1mm者加倍计算）总和作为胃黏膜损伤指数。实验结束后，汇总全实验室结果，进行统计分析。

【实验结果】将实验结果填入记录表。

表 11 - 4　木香对盐酸 - 乙醇所致大鼠急性胃黏膜损伤的影响

组别	动物编号	给药剂量（g/kg）	胃黏膜损伤指数（mm）
对照组	1		
	2		
	3		
给药组	1		
	2		
	3		

【注意事项】

1. 实验前应严格禁食，否则会影响实验结果。

2. 盐酸 - 乙醇灌胃量应准确。

实验 11 - 5　舒肝健胃丸对家兔胃运动的影响

【实验目的】学习家兔胃内压测定法；观察舒肝健胃丸对家兔胃运动的影响。

【实验原理】胃舒张或收缩运动会使胃内压力产生一定的变化。舒肝健胃丸具有疏肝解郁，导滞和中功效；主要用于肝胃不和引起的胃脘胀痛，胸胁满闷，呕吐吞酸，腹胀便秘等。本实验通过测定胃内压力变化，观察疏肝健胃丸对胃运动的影响。

【实验器材】压力换能器，BL - 420E⁺生物机能实验系统，兔手术台，注射器，手术剪，眼科镊，磅秤。

【实验药品】舒肝健胃丸（3g/袋或 12g/袋），25% 乌拉坦，苦味酸。

【实验动物】家兔 4 只，普通级，雄性，体重 1.5 ~ 2.5kg。

【实验方法】

1. 分组与给药　取禁食 24 小时体重相近的家兔 4 只，随机分为 2 组，分别为对照组和给药组，每组 2 只，苦味酸标记，磅秤称重。

2. 处理与观察　家兔耳缘静脉注射 25% 乌拉坦 1g/kg 体重麻醉后，仰位固定于兔手术台上，上腹正中切口，将气囊通过胃底部切口导入胃窦区，结扎固定，同时做十二指肠降段插管以备给药。通过气囊导管向囊内注入 20 ~ 30mL 气体，将导管与压力换能器相连，BL - 420E⁺生物机能实验系统记录胃内压力曲线。待胃内压基本稳定后 30 分钟，给药组家兔十二指肠给予舒肝健胃丸混悬液 0.8g/kg 体重，给药容量为 10mL/kg 体重，对照组家兔给予等容量蒸馏水。持续观察并记录给药后 30 分钟、60 分钟、90 分钟、120 分钟的胃内压力曲线，计算平均压力波频率（P：次/10 分钟）及平均压力高度（H：mm）。实验结束后，汇总全实验室结果，进行统计分析。

【实验结果】将实验结果填入记录表。

表 11 – 5　舒肝健胃丸对家兔胃运动的影响

组别	动物编号	P （次/10 分钟）				H （mm）			
		30 分钟	60 分钟	90 分钟	120 分钟	30 分钟	60 分钟	90 分钟	120 分钟
对照组	1								
	2								
给药组	1								
	2								

【注意事项】

1. 家兔耳缘静脉注射乌拉坦速度不宜过快。

2. 手术结扎时注意避开血管，以免影响胃血液循环。

参 考 文 献

［1］陈奇. 中药药理方法学［M］. 北京：人民卫生出版社，1994：438 – 480.

［2］徐叔云，卞如濂，陈修. 药理实验方法学［M］. 北京：人民卫生出版社，1994：1135 – 1165.

［3］李仪奎，金若敏，王钦茂. 中药药理实验方法学［M］. 上海：上海科学技术出版社，2006：453 – 500.

［4］李仪奎，王钦茂. 中药药理实验方法学［M］. 上海：上海科学技术出版社，1991：239 – 249.

［5］向绍杰，孟莉，乔敏，等. 盐酸依托必利临床常用剂量对左旋精氨酸所致大鼠胃动力障碍模型胃排空的影响［J］. 辽宁中医药大学学报，2009，11（7）：213.

第十二章　止血药实验

　　止血药是指以制止体内外出血为主要作用的中药。止血药药性有寒、温、散、敛之异，具有清营、凉血、温经、化瘀、收敛等功效，可用于各种出血证。现代药理学研究证实，止血药具有止血、促进凝血、促进血小板聚集、抗炎、镇痛等作用。

　　止血药根据其药性和功效不同，可分为凉血止血药、温经止血药、化瘀止血药、收敛止血药四类。常用药物有血余炭、三七、蒲黄、小蓟、槐花、白及、艾叶等；常用的止血方剂和成药有三七片、槐角丸、痔疮止血丸、独一味胶囊、云南白药、十灰散、四生丸、小蓟饮子和益妇止血丸等。

一、常用实验方法

（一）出血时间测定

　　用剪刀将小鼠尾尖3mm处剪断，待血液自行流出开始计时，每隔30秒用滤纸吸取血滴一次，直至血液自然停止（滤纸吸时无血），为出血时间。

（二）创面局部止血实验

　　1. 中等动脉切口止血实验　家兔麻醉后仰位固定，切开股部皮肤，暴露股动脉，长度4～5cm，用小止血钳将股动脉两端夹紧固定，以阻断血流；用剪刀在两止血钳之间的股动脉上横剪1mm左右的切口，松开止血钳，擦去喷出的血后，在局部撒上创面局部止血药，盖上纱布，上压200g砝码。1分钟后移去砝码，观察是否出血。如仍然出血，则加撒药物，继续加压，每隔30秒观察一次，直至不出血，记录止血时间。

　　2. 实质器官止血实验　家兔麻醉后仰位固定，自腹中线切开皮肤6～8cm。轻轻拉出肝或脾，周围用纱布固定。剪下肝左叶一块组织（1.2cm×1.2cm×0.4cm），创面呈喷射样出血。擦去喷出的血后，在局部撒上创面局部止血药，盖上纱布，上压200g砝码。1分钟后移去砝码，观察是否出血。如仍然出血，则加撒药物，继续加压，每隔30秒观察一次，直至不出血，记录止血时间。

（三）凝血时间测定

　　1. 毛细玻管法　将内径1mm的毛细玻璃管插入小鼠内眦眶后静脉丛取血至毛细玻璃管内血柱达5cm，立即开始计时。每隔30秒折断毛细玻璃管约0.5cm，检查有无出现凝血丝，从采血到出现凝血丝的时间为凝血时间。

2. 玻片法 用毛细玻璃管做眼眶内眦取血，迅速滴血于玻璃片上，立即开始计时，每隔30秒用针头挑动血滴一次，直至针头能挑起纤维蛋白丝为止，即为凝血时间。

3. 试管法 取血1mL，将血液缓慢注入试管内，将试管放入37℃水浴中。自血液进入注射器开始计时，每隔30秒轻轻倾斜试管一次，观察血液流动性，直至血液完全凝固为止，即为凝血时间。

（四）凝血因子活力测定

1. 血浆复钙时间测定 用于测定内源性凝血系统（凝血因子XI、XII）有无缺陷。家兔心脏取血4.5mL，加入3.8%枸橼酸钠0.5mL抗凝，混匀后离心。取血浆和生理盐水各0.1mL加入试管中，置37℃水浴中，同时加入0.025mol/L CaCl$_2$溶液0.1mL，开始计时。1分钟后，每隔10秒缓慢倾斜试管1次，直至纤维蛋白形成，液面不动所需时间，即为血浆复钙时间。

2. 白陶土部分凝血活酶时间测定 取血0.9mL，加入3.8%枸橼酸钠0.1mL，混匀后离心。取血浆和白陶土凝血活酶试液各0.1mL加入小试管中，摇匀，置37℃水浴中，并不断轻轻振摇试管。3分钟后，在小试管中加入37℃的0.025mol/L CaCl$_2$溶液0.1mL，同时开始计时。每隔15秒取出试管，轻轻倾斜，观察白陶土凝固情况。直至白陶土颗粒变粗，凝固成块所需时间，即为白陶土部分凝血活酶时间。

3. 凝血酶原时间测定

（1）Quick一步法 采血1.8mL，加入3.8%枸橼酸钠0.2mL，混匀后离心。取血浆0.1mL，加入组织因子和0.025mol/L CaCl$_2$溶液各0.1mL，混匀，置37℃水浴中，同时开始计时。不断倾斜试管，直至纤维蛋白形成，液面不动所需时间，即为凝血酶原时间。

（2）沈氏改良法 将1.34%草酸钠溶液0.2mL加入洁净抗生素小瓶中，低温（低于80℃）烘干，再加入静脉血2.0mL，混匀。吸取抗凝血液40μL，吹入盛有0.017mol/L CaCl$_2$溶液1.0mL的小试管中，混匀，置37℃水浴中，即为凝血活酶溶液。离心抗凝瓶中剩余血液，吸取血浆0.2mL置小试管中，置37℃水浴中温育3分钟，加入温育10分钟的凝血活酶溶液0.15mL，同时开始计时。每隔10秒缓慢倾斜试管1次，直至纤维蛋白形成，液面不动所需时间，即为凝血酶原时间。

（五）血管收缩实验

1. 离体器官血管灌流法 家兔麻醉后仰位固定，分离家兔耳动脉及耳中央静脉，剪断静脉，用动脉插管向耳动脉连续推注洛氏液，直至静脉流出的液体呈无色为止。剪下全兔耳，固定于五角玻板上，通过动脉插管向动脉内注入洛氏液（38℃、pH7.3～7.4、通以O$_2$或95%O$_2$与5%CO$_2$混合气体）灌流，使耳静脉流出的灌流液经玻板角流下，控制流速在30～40滴/分钟，计数3分钟流速（滴/分钟）。可通过观察给药前后

3 分钟流速的变化，评价受试中药的缩血管作用。

2. 离体血管条法　家兔处死，打开胸腔暴露心脏，分离主动脉，在靠近心脏处剪取主动脉，置克氏液中（<5℃，通以 O_2）。将血管套在直径与动脉相同粗细的细玻棒上，剪成长 3~4cm，宽 3~4mm 的螺旋形条片，一端固定在玻璃通气沟上，垂直悬挂在盛有 20mL 克氏液的麦氏浴管中（37~38℃，pH 7.2~7.4，通以 O_2 或 95% O_2 与 5% CO_2 混合气体），另一端连接张力换能器，通过 BL-420E$^+$ 生物机能实验系统描计收缩曲线，评价受试中药的缩血管作用。

（六）血小板黏附、聚集性实验

1. 血小板黏附性测定　血小板有黏附性，当血液与异物接触一定时间后，由于血小板黏附在异物表面，使血液中血小板数目减少。测定接触异物前后血小板数，可计算出血小板黏附率。

$$血小板黏附率（\%）=\frac{接触前血小板数-接触后血小板数}{接触前血小板数}\times100\%$$

（1）**玻璃珠柱法**　用一根内径 3mm、长 10cm 塑料管，内装 0.47μm 直径的玻璃珠 1g，塑料管两端用孔径 0.05cm 尼龙布封住。测定时将玻璃珠柱一端连接注射器，另一端连接注射针头，静脉取血，让血液均匀流过玻璃珠柱，时间控制在 20 秒。血液通过玻璃珠柱后，再用同样速度抽血 6~7 秒，分别对未通过玻璃珠柱的血液和已通过玻璃珠柱的血液进行血小板计数，计算血小板的黏附率。

（2）**旋转玻璃珠瓶法**　取血 2.7mL，与 3.8% 枸橼酸钠 0.3mL 混匀，取出 1.5mL 抗凝血加入容量为 12mL 的长颈圆玻璃瓶内。将球形瓶固定在血小板黏附仪的转盘上，以 3 转/分钟旋转 15 分钟，使血液与瓶壁完全接触。转动前（黏附前）及转动后（黏附后）分别取血做血小板计数，计算血小板黏附率。

（3）**玻璃滤器法**　用硅化注射器取血 1mL，滴入玻璃滤器中（平均孔径 80~120μm，厚度 2mm，容量 10mL），将最初滤过的四滴血液收集在含有 0.5mg EDTA-Na$_2$ 的试管中（从血液滴入滤器到收集完四滴血的时间控制在 20 秒以内），摇匀，做血小板计数。从注射器余下的血液中取四滴与 0.5mg EDTA-Na$_2$，混匀，做血小板计数，即为滤过前血小板数，计算黏附率。

2. 血小板聚集性测定

（1）**比浊法**　血小板悬浮在血浆中，具有一定的不透明度，即浊度，且与血小板成正比。用硅化注射器取血 1.8mL，加 3.8% 枸橼酸钠 0.2mL，混匀后 800 转/分钟离心 10 分钟，吸出上层富血小板血浆。余下的血浆再以 3000 转/分钟离心 10 分钟，管中上清液即为贫血小板血浆。用血小板聚集仪测定血小板聚集百分率。

（2）**比值法**　用注射器吸取 EDTA-福尔马林溶液（0.077mol EDTA 3mL，4% 福尔马林 5mL，pH7.4 磷酸缓冲液 2mL，蒸馏水 10mL）2mL，再取血 0.5mL，混匀后注入硅化试管中，室温下放置 15 分钟，离心分离富血小板血浆，计血小板数。另取一只注射器吸取 EDTA 溶液（0.077mol EDTA 3mL，pH7.4 磷酸缓冲液 5mL，蒸馏水 12mL）

2mL，再取血 0.5mL，同法计数血小板数。计算两支试管中血小板数的比值，评价血小板的聚集性。

（3）**血栓法**　家兔麻醉后仰位固定，分离右颈总动脉及左颈外静脉。把内径为 1~2mm 的三段聚乙烯管连接在一起，在中段管中放入一条长 5cm 的 7 号手术丝线，以 50U/mL 肝素生理盐水注满管腔，管的一端插入左颈外静脉，另一端插入右颈总动脉。打开动脉夹开放血流，当血流中的血小板接触丝线的粗糙面时黏附于线上，形成血小板血栓。血液循环 15 分钟后中断血流，取出丝线称重，总重减去丝线重量即为血栓湿重。

（4）**显微镜法**　在 10mL 硅化试管内放入 3.8% 枸橼酸钠 0.3mL，取血 2.7mL，混匀后注入特制扁平管中，将有 0.2% 聚乙烯甲醛膜的载玻片置于扁平管中，37℃温育 8 分钟。取出血片，用台氏液冲去红细胞、白细胞，置室温中自然风干。将干燥的血片放入盛有过饱和 KMnO₄ 溶液的染色缸中固定 4 分钟，取出蒸馏水冲净血片，自然风干，置显微镜下观察，用血球计数器计数 100 个血小板，分别记下圆树型血小板、扩大型血小板数，并计算扩大型血小板的聚集数。

（七）纤维蛋白溶解实验

1. 全血凝块溶解实验　取血 1mL 放入小试管内，置 37℃ 水浴中，待血液凝固时开始计时，每隔 30 分钟观察一次血块溶解情况，记录完全溶血所需的时间。

2. 全血浆凝块溶解实验　取血 0.9mL，加入 3.8% 枸橼酸钠 0.1mL，混匀后离心。取血浆 0.5mL 加入试管中，置 37℃ 水浴中，并加入 100U/mL 凝血酶 0.1mL，待血液凝固开始计时。每隔 1 小时观察一次血块溶解情况，记录血块完全溶血所需的时间。

3. 优球蛋白溶解时间测定　取 0.9mL 全血与 0.1mL 3.8% 枸橼酸钠混匀后离心。取血浆 0.5mL，加 9mL 蒸馏水，再加入 1% 醋酸溶液 0.1mL，使 pH 值为 4.5，混匀后置 4℃ 冰箱内，使优球蛋白沉淀。10 分钟后取出离心，弃去上清液，将沉淀管倒置于滤纸上吸去多余液体。加 0.5mL 硼砂缓冲液（pH 值为 9）于沉淀管中，用玻棒轻轻搅匀约 1 分钟。将试管置 37℃ 水浴中，2 分钟后加入 0.025mol/L CaCl₂ 溶液 0.5mL，待血液凝固开始计时。每隔 10 分钟观察一次血块溶解情况，记录血块完全溶血所需的时间。

4. 纤溶实验法　在试管内依次加入胎盘血浆硼酸缓冲液 0.8mL、链激酶硼酸缓冲液 0.1mL、受试药液 0.05mL、0.1mol/L 的 CaCl₂ 溶液 0.025mL，混匀后立即放入 37℃ 水浴中，开始计时。观察并记录出现纤维蛋白凝固（液面不动）时间及凝固后再溶解时间。

二、常用动物模型

（一）小鼠肝素出血模型

小鼠尾静脉注射肝素 62.5U/kg 体重，凝血时间和出血时间均明显延长。

（二）小鼠双香豆素出血模型

小鼠灌胃双香豆素片混悬液 1mg/只，24 小时后凝血时间显著延长。

（三）脑出血模型

1. Ⅶ型胶原酶加肝素致小鼠脑出血模型　小鼠麻醉后固定，沿矢状缝切开头皮，于前囟前 1mm，中线右侧旁开 2mm，用牙科钻钻一直径约 1mm 圆孔，深度达硬脑膜表面，不伤及脑组织。用微量注射器沿钻孔垂直进针 6mm，注入 0.5U/μL Ⅶ型胶原酶和 3.5U/μL 肝素钠混合液 2μL，留针 10 分钟后缓慢推出。术后可见鼠脑右侧尾状核区有一明显出血区，且范围不断扩大。

2. 胶原酶加肝素致大鼠脑出血模型　大鼠麻醉后固定，沿矢状缝切开头皮，于前囟前 2mm，中线右侧旁开 3mm，用牙科钻钻一直径约 1.5mm 圆孔，深度达硬脑膜表面，不伤及脑组织。用微量注射器沿钻孔垂直进针 6mm，注入 0.8U Ⅶ型胶原酶和 3.5U 肝素钠混合液 2μL，留针 10 分钟后缓慢推出。术后 4 小时脑组织出现明显血肿，24 小时后血肿不再增大。

3. Ⅶ型胶原酶致大鼠出血性中风模型　大鼠麻醉后固定，用微量注射器向鼠脑苍白球注入含 0.4 U Ⅶ型胶原酶生理盐水溶液 2μL。大鼠清醒后，出现肢体瘫痪，旋转爬行；造模 2 小时后，可见模型大鼠术侧脑组织出现血肿，术后 24 小时血肿不再扩大，呈深红色。

4. 大鼠蛛网膜下腔出血模型

（1）颈内动脉穿刺法　大鼠麻醉后固定，沿颈部中线切开，暴露右颈总动脉分叉处。用血管夹阻断颈外动脉，在血管夹近端剪开颈外动脉，将穿刺线插入颈内动脉，从颈总动脉分叉部开始，刺入 18～20mm 感觉存在阻力后，继续插入约 3mm，刺破大脑中动脉和大脑前动脉分叉处，停留穿刺线 15 秒后撤出。术后大鼠颅内血液分布弥散，遍布蛛网膜下腔；第 2 天血液大部分吸收。

（2）枕大池 2 次注血法　大鼠麻醉后头低位 30°固定，后枕部正中切开，暴露环枕筋膜，枕大池穿刺抽出 0.3mL 脑脊液。从股动脉取血 300μL，以 0.15mL/分钟速度注入枕大池。注射结束后，用生物蛋白胶封闭穿刺孔，保持头低位 20 分钟，使血液均匀分布于基底池。首次注血后 48 小时，再次注血 0.2mL。

（3）交叉前池注血法　大鼠麻醉后固定，额部正中开颅，用牙科钻头颅骨钻孔，在前囟前 7.5 mm，倾斜矢状面 30°进针 10mm，达到颅底。从股动脉抽取动脉血 0.2 mL，用带侧孔针头缓慢注入颅底，注血时间 2 分钟，注射结束后用骨蜡封闭颅骨骨孔。

（四）眼出血模型

1. 胰蛋白酶致家兔眼内出血模型　家兔麻醉后，球后注射 50U 胰蛋白酶，5 分钟后家兔眼内出现出血，30 分钟后大量出血。

2. 激光致家兔眼内出血模型　给家兔交替滴 1% 阿托品眼液和 0.5% 新福林眼液，

充分散瞳至 8mm 左右。将家兔装入固定盒内，平置于裂隙灯托架上，安装角膜接触镜，瞄准视盘颞侧视网膜静脉照射（激光能量 0.8~1.0W，光斑大小 50~100μm，曝光时间 0.01~0.1ms），以直接击穿静脉出血为度。

（五）子宫出血模型

1. 米非司酮加米索前列醇致早孕大鼠子宫出血模型 将大鼠雌性、雄性按 2∶1 比例合笼，次日晨进行阴道涂片检查，以发现有精子为妊娠第 1 天。于妊娠第 7 天 8 点灌胃米非司酮 8.3mg/kg 体重，18 点灌胃米索前列醇 100μg/kg 体重，同时在阴道内置入定量棉球一个（棉球重 40mg，用塑料薄膜包裹半侧，以防血液漏出和尿液反流）。每隔 1 小时将棉球取出，放入塑料袋中密闭冷藏保存，同时置换一个新棉球放入阴道内，观察阴道出血情况。

2. 恒河猴子宫内膜炎性出血模型 取雌性育龄恒河猴，在月经第 3 天，全麻后置手术台上，用大号卵圆钳窥开阴道，暴露宫颈，宫颈钳夹住宫颈下唇将子宫向外牵拉，用腰穿针绕过宫颈突起到达宫颈内口，向宫腔推注 10^9 CUF/mL 致病性大肠埃希菌、金黄色葡萄球菌、消化链球菌（1∶1∶3）混合液 0.5mL。可见动物月经量增多，月经持续时间延长，子宫内膜出现慢性炎症，与人类炎性子宫出血表现相似。

（六）胃出血模型

1. 小鼠热盛胃出血模型 小鼠灌胃热性中药（附子∶干姜∶肉桂∶党参∶黄芪∶辣椒 = 1∶1∶1∶1∶1∶1，常规水煎煮 2 次，合并水煎液，水浴浓缩至 0.625g 生药/mL）12.5g 生药/kg 体重，连续 10 天，第 11 天腹腔注射消炎痛溶液 75mg/kg 体重，6 小时后灌胃 50% 乙醇 10mL/kg 体重，一般 1 小时后，可见小鼠出现大量溃疡性出血点。

2. 创伤致犬胃大出血模型 杂种犬麻醉后，将内窥镜插入胃肠部，用活检组织钳在胃、肠道内造成几处出血病灶形成一个创伤面，使出血面的直径约为 8mm，多次损伤组织就形成了胃大出血动物模型。

（七）脾不统血模型

1. 番泻叶加水蛭粉致大鼠脾不统血模型 大鼠每日灌胃番泻叶浸出液 0.3g 生药/只、水蛭粉混悬液 0.1g 生药/只，并游泳 15 分钟，水温 21~23℃，水深 75cm，连续 12 天。

2. 利血平加吲哚美辛致小鼠脾不统血模型 小鼠皮下注射利血平 0.5mg/kg 体重，连续 7 天；第 7 天同时腹腔注射吲哚美辛混悬液 100mg/kg 体重。可见小鼠红细胞总数、血小板数减少，血红蛋白含量降低，凝血时间、血浆凝血酶原时间、活化部分凝血酶时间缩短，与脾虚气血不足，统摄无力而致出血表现一致。

3. 小鼠特发性血小板减少性紫癜脾不统血证模型 小鼠灌胃 25% 番泻叶水浸液 0.5mL/只，连续 10 天；第 2、4、6、8 天腹腔注射豚鼠抗小鼠血小板抗血清 100μL/只。一般小鼠第 3 天开始出现泄泻、进食减少；第 4 天起逐渐出现精神萎靡、行动迟缓、毛色枯槁、逐渐消瘦，四肢、尾部、腹腔注射部位出现明显皮下紫癜，小鼠血小板数显著下降，骨髓巨核细胞计数明显增多。

实验 12 – 1　三七片对家兔血浆复钙时间的影响

【实验目的】学习血浆复钙时间测定方法；观察三七片对家兔血浆复钙时间的影响。

【实验原理】在含有脱钙抗凝剂枸橼酸钠的血液中，加入钙离子，使其重新恢复凝血作用。如果血浆中含有的内源性凝血系统所需要的凝血因子减少，加钙后血浆凝固所需的时间即复钙时间就会缩短。三七片为临床常用化瘀止血药，具有祛瘀、定痛、止血等功效，常用于跌打损伤及各种外伤出血。本实验通过观察血浆复钙时间变化，评价其止血作用。

【实验器材】试管，离心机，恒温水浴箱，秒表，注射器，兔开口器，胃导管，磅秤。

【实验药品】三七片（0.6g 生药/片），3.8% 枸橼酸钠溶液，0.025mol/L $CaCl_2$ 溶液，0.9% 生理盐水，苦味酸。

【实验动物】家兔 4 只，普通级，雄性，体重 1.5 ~ 2.5kg。

【实验方法】

1. 分组与给药　取禁食 12 小时体重相近的家兔 4 只，随机分为 2 组，分别为对照组和给药组，每组 2 只，苦味酸标记，磅秤称重。给药组家兔灌胃三七片混悬液 0.19g/kg 体重，给药容量为 10mL/kg 体重，对照组灌胃等容量蒸馏水。

2. 处理与观察

（1）血浆的制备　给药 40 分钟后，家兔耳中央动脉取血 4.5mL，加入放有枸橼酸钠溶液 0.5mL 的离心管内，混匀后 1000 转/分钟离心 10 分钟，血浆备用。

（2）血浆复钙时间的测定　取试管 4 支，每管加入混合血浆和生理盐水各 0.1mL，放入 37℃水浴中温浴 1 分钟，然后各加 $CaCl_2$ 溶液 0.1mL，混匀后再放入 37℃水浴中，同时开始计时。1 分钟后每隔 10 秒缓慢倾斜试管 1 次，记录自加 $CaCl_2$ 至纤维蛋白形成，液面不动所需时间。实验结束后，汇总全实验室数据，进行统计分析。

【实验结果】将实验结果填入记录表中。

表 12 – 1　三七片对家兔血浆复钙时间的影响

组别	动物编号	给药剂量（g 生药/kg 体重）	血浆复钙时间（秒）
对照组	1		
	2		
给药组	1		
	2		

【注意事项】

1. 所用试管管径应均匀，清洁干燥。

2. 水浴温度应严格控制在37℃。

实验 12 – 2　槐角丸对小鼠出血时间及凝血时间的影响

【实验目的】学习出血时间测定法（断尾法）及凝血时间测定法（玻片法）；观察槐角丸对小鼠出血时间及凝血时间的影响。

【实验原理】在一定条件下，人为的机械性损伤使血管破裂，从血液自然流出到自然停止所需的时间，称为出血时间。凝血时间是指离体静脉血与异物面接触至凝固所需的时间，是一种测定内源性凝血系统的方法。槐角丸为临床常用止血药，具有凉血止血功效，用于痔疮出血的治疗。本实验采用断尾法测定小鼠出血时间，采用玻片法测定凝血时间。通过观察出血时间及凝血时间，评价槐角丸的作用。

【实验器材】注射器，小鼠灌胃器，滤纸，秒表，载玻片，大头针，手术剪，天平。

【实验药品】槐角丸（9g／丸），苦味酸。

【实验动物】KM 小鼠 6 只，雄性，体重 18 ~ 22g，清洁级动物。

【实验方法】

1. 分组与给药　取禁食12小时体重相近的 6 只小鼠，随机分为 2 组，分别为对照组和给药组，每组 3 只，苦味酸标记，天平称重。给药组小鼠灌胃槐角丸混悬液 4.6g 生药/kg 体重，给药容量为 0.2mL/10g 体重，对照组小鼠灌胃等容量蒸馏水。

2. 处理与观察　给药后40分钟，以手术剪将小鼠尾尖 3mm 处剪断，待血液自行溢出立即记时，每隔 30 秒钟以滤纸轻轻吸尾尖一次，至不再出血时为出血时间；同时眶后静脉取血，滴于干净的载玻片上，立即计时，每隔 30 秒用大头针轻轻挑动一次，以出现血丝，继而血块不动时间为凝血时间。实验结束后，汇总全实验室结果，进行统计分析。

【实验结果】将实验结果填入实验记录表中。

表 12 – 2　槐角丸对小鼠出血时间及凝血时间的影响

组别	动物编号	给药剂量（g 生药/kg 体重）	出血时间（分钟）	血浆复钙时间（秒）
对照组	1			
	2			
	3			
给药组	1			
	2			
	3			

【注意事项】

1. 玻片必须干燥清洁。

2. 凝血时间易受室温影响，室温以 25℃ 左右为宜。

实验 12 – 3　血余炭对大鼠白陶土部分凝血活酶时间的影响

【实验目的】学习白陶土部分凝血活酶时间测定法；观察血余炭对大鼠白陶土部分凝血活酶时间的影响。

【实验原理】以脑磷脂代替血小板第三因子，白陶土为部分活化剂，与血浆混合，37℃温育，能激活因子Ⅺ、Ⅻ，在钙离子的参与下，与血浆中凝血因子相互作用，缩短凝血时间。血余炭为临床常用止血药，具有收敛止血功效，可用于多种出血证。本实验通过观察大鼠白陶土部分凝血活酶时间，评价血余炭止血作用。

【实验器材】恒温水浴箱，秒表，试管，注射器，大鼠灌胃器，天平。

【实验药品】血余炭混悬液(0.12g 生药/mL)，10% 水合氯醛，3.8% 枸橼酸钠，0.025mol/L CaCl$_2$ 溶液，白陶土部分凝血活酶试液，苦味酸。

【实验动物】SD 或 Wistar 大鼠 6 只，清洁级，雄性，体重 180~220g。

【实验方法】

1. 分组与给药　取禁食 12 小时体重相近的大鼠 6 只，随机分为 2 组，分别为对照组和给药组，每组 3 只，苦味酸标记，天平称重。给药组大鼠灌胃血余炭混悬液 1.2g 生药/kg 体重，给药容量为 1mL/100g 体重，对照组灌胃等容量蒸馏水。

2. 处理与观察

（1）无血小板血浆制备　大鼠给药 40 分钟后，腹腔注射水合氯醛 350mg/kg 体重，麻醉后腹主动脉取全血 1.8mL 放入小试管中，加入 3.8% 枸橼酸钠 0.2mL，混匀后 3000 转/分钟离心 10 分钟，分离血浆，待测。

（2）白陶土部分凝血活酶时间测定　取待测血浆 0.1mL 放入小试管中，加入充分混匀的白陶土部分凝血活酶试液 0.1mL，摇匀，置 37℃水浴内，并不断轻轻振摇试管。3 分钟后加入 37℃的 0.025mol/L CaCl$_2$ 溶液 0.1mL，同时开始计时。每隔 15 秒取出试管，轻轻倾斜，观察白陶土凝固情况。直至白陶土颗粒变粗，凝固成块所需时间，即为大鼠白陶土部分凝血活酶时间。实验结束后，汇总全实验室结果，进行统计分析。

【实验结果】将实验结果填入记录表。

表 12 – 3　血余炭对大鼠白陶土部分凝血活酶时间的影响

组别	动物编号	给药剂量（g 生药/kg 体重）	白陶土部分凝血活酶时间（秒）
对照组	1		
	2		
	3		
给药组	1		
	2		
	3		

【注意事项】

1. 倾斜试管的动作和角度应一致。
2. 血浆标本放置不宜超过 3 小时，每管温育时间应一致。

实验 12 – 4　痔疮止血丸对大鼠凝血酶原时间的影响

【实验目的】 学习凝血酶原时间测定方法；观察痔疮止血丸对大鼠凝血酶原时间的影响。

【实验原理】 纤维蛋白原、凝血酶原、组织凝血活酶及钙离子是外源性凝血系统中四大要素。其中纤维蛋白原及钙离子很少变动，因此凝血时间长短主要受凝血酶原和组织凝血活酶的影响。如在凝血过程中加入过量的组织凝血活酶及钙离子以排除此两种因素的影响，则凝血时间的长短便和凝血酶原及其他组织因子含量有关。痔疮止血丸为临床常用止血药，具有凉血止血功效，用于痔疮出血的治疗。本实验通过测定凝血酶原时间，评价痔疮止血丸的作用。

【实验器材】 试管，离心机，恒温水浴箱，秒表，天平。

【实验药品】 痔疮止血丸（0.2g/粒），10% 水合氯醛，3.8% 枸橼酸钠溶液，0.025mol/L CaCl$_2$ 溶液，兔脑粉浸出液，苦味酸。

【实验动物】 SD 或 Wistar 大鼠 6 只，清洁级，雄性，体重 180～220g。

【实验方法】

1. 分组与给药　取禁食 12 小时体重相近大鼠 6 只，随机分为 2 组，分别为对照组和给药组，每组 3 只，苦味酸标记，天平称重。给药组大鼠灌胃痔疮止血丸混悬液 3g/kg 体重，给药容量为 1mL/100g 体重，对照组大鼠灌胃等容量蒸馏水。

2. 处理与观察　给药 40 分钟后，大鼠腹腔注射水合氯醛 350mg/kg 体重麻醉，腹主动脉取血 0.9mL，加入 3.8% 枸橼酸钠 0.1mL 抗凝，混匀后 1500 转/分钟离心 5 分钟。取小试管，分别依次加入兔脑粉浸出液 0.1mL、血浆 0.1mL。37℃ 预温 2 分钟，加入 0.025mol/L 氯化钙 0.1mL，混匀，放入 37℃ 水浴中，立即计时。每隔 10 秒取出试管，缓慢倾斜观察，当试管内液体停止流动时，立即停表记录所需时间，即为凝血酶原时间。实验结束后，汇总全实验室数据，进行统计分析。

【实验结果】 将实验结果填入记录表。

表 12 – 4　痔疮止血丸对大鼠凝血酶原时间的影响

组别	动物编号	给药剂量（g/kg 体重）	凝血酶原时间（分钟）
对照组	1		
	2		
	3		
给药组	1		
	2		
	3		

【注意事项】

1. 温度变化会影响凝血酶时间，应严格控制在37℃。

2. 血浆标本在室温下放置1小时，凝血酶原丧失50%，标本应放4℃冰箱保存，并在5小时内用完。

实验12-5　独一味胶囊对大鼠血小板聚集的影响

【实验目的】 学习比浊法测定血小板聚集功能的方法；观察独一味对大鼠血小板聚集的影响。

【实验原理】 富血小板血浆（PRP）具有一定浊度，当加入诱导剂（ADP、胶原、肾上腺素、凝血酶等）后，血小板聚集，浊度下降，透光度增加。血小板聚集程度越高，浊度下降越明显。独一味胶囊为临床常用止血药，具有化瘀止血功效，可用于多种出血证。本实验采用比浊法，以最大聚集率为指标，评价独一味胶囊的抗血小板作用。

【实验器材】 血小板聚集仪，离心机，尖头吸管，手术剪，眼科镊，秒表，天平。

【实验药品】 独一味胶囊（0.3g/粒），10%水合氯醛，二磷酸腺苷（ADP），3.8%枸橼酸钠溶液，苦味酸。

【实验动物】 SD或Wistar大鼠6只，清洁级，雄性，体重180~220g。

【实验方法】

1. 分组与给药　取体重相近的大鼠6只，随机分为2组，分别为对照组和给药组，每组3只，苦味酸标记，天平称重。给药组大鼠灌胃独一味胶囊内容物混悬液0.5g生药/kg体重，给药容量为1mL/100g体重，对照组灌胃等容量蒸馏水，每日1次，连续7天。

2. 处理与观察　末次给药40分钟后，大鼠腹腔注射10%水合氯醛350mg/kg体重麻醉，腹主动脉取血1.8mL，加3.8%枸橼酸钠0.2mL，混匀后800转/分钟离心10分钟，准确吸取上层富血小板血浆（PRP）0.45mL；余血以3000转/分钟离心10分钟，小心吸取上层贫血小板血浆（PPP）0.45mL。打开LBY-NJ4型血小板聚集仪，在测试样品方杯中加入一小磁棒和300μL PRP，在另一方杯中加入300μL PPP，两个方杯置预温区预热5分钟；将仪器调至Test状态，在测试通道中插入PPP方杯，按【确认】键或该通道键仪器自动检测零点，从窗口读取PPP数值；取出PPP方杯，插入PRP方杯，从窗口读取PRP数值；待窗口显示ADP后，用微量进样器吸取5μL ADP加入杯底，按【确认】键或通道键仪器进入血小板聚集测试状态，窗口显示计时或当时血小板最大聚集率。记录5分钟最大聚集率。实验结束后，汇总全实验室数据，进行统计分析。

【实验结果】 将实验结果填入记录表。

表 12 - 5　独一味胶囊对大鼠血小板聚集的影响

组别	动物编号	给药剂量（g生药/kg）	5分钟最大聚集率
对照组	1 2 3		
给药组	1 2 3		

【注意事项】

1. 开机后待仪器温度升至37℃后再进行测试。

2. 用3.8%的枸橼酸钠做抗凝剂，取血量和抗凝剂比例为9:1，取血后要充分轻轻颠倒混匀5~6次。

3. 富血小板血浆（PRP）中的血小板数量是影响血小板聚集的重要因素，PRP中血小板数量大于 $200 \times 10^9/L$ 时对测定结果有影响。因此每个标本在测定时，均应对PRP中血小板数量进行调整。计数PRP中血小板数量后，若血小板数量大于 $200 \times 10^9/L$，则用PPP将其稀释为 $200 \times 10^9/L$；若血小板数量小于 $200 \times 10^9/L$，则不需调整。

4. ADP用生理盐水配成 $3000 \mu mol/L$ 的浓度，小量分装在 $-20℃$ 以下，低温冻存，临用时复溶，并用生理盐水稀释至 $300 \mu mol/L$ 的浓度备用。

实验 12 - 6　云南白药对家兔股动脉出血时间的影响

【实验目的】 学习中等动脉切口止血实验方法；观察云南白药的止血作用。

【实验原理】 切割麻醉动物的股动脉，引起出血，立即敷以止血药物，以观察其局部止血效果。云南白药粉为临床常用止血药，具有化瘀止血、活血止痛、解毒消肿功效，常用于跌打损伤、外伤出血的治疗。本实验通过观察家兔股动脉出血时间，评价云南白药粉的止血作用。

【实验器材】 止血钳，虹膜剪，纱布，200g砝码，秒表，磅秤。

【实验药品】 云南白药（4g/瓶），淀粉，25%乌拉坦，苦味酸。

【实验动物】 家兔4只，普通级，雄性，体重 1.5~2.5kg。

【实验方法】

1. 分组与给药 取禁食12小时体重相近的家兔4只，随机分为2组，分别为对照组与给药组，每组2只，苦味酸标记，磅秤称重。

2. 处理与观察 家兔耳缘静脉注射乌拉坦 1g/kg 体重，麻醉后仰位固定，切开股部皮肤，暴露股动脉，长度4~5cm，用小止血钳将股动脉两端夹紧固定，以阻断血流；用虹膜剪在两止血钳之间的股动脉上横剪1mm左右的切口，放开止血钳。擦去喷出的血后，给药组家兔在局部撒上云南白药粉0.25g，对照组家兔在局部撒上淀粉0.25g，盖上纱布，上压200g砝码。1分钟后移去砝码，观察是否出血。如仍然出血，则加撒药物或淀粉 0.25g，继续加压，每隔 30 秒观察 1 次，直至止血。实验结束后，汇总全实验室数据，进行统计分析。

【实验结果】将实验结果填入记录表。

表 12-6 云南白药对家兔股动脉出血时间的影响

组别	动物编号	给药剂量（g）	出血时间（秒）
对照组	1		
	2		
给药组	1		
	2		

【注意事项】

1. 家兔中动脉出血观察时间为 5 分钟，如果超过 5 分钟仍然出血，则认为"未能止血"。

2. 主动脉切口大小应尽量一致。

实验 12-7　云南白药对家兔肝脏组织出血时间的影响

【实验目的】学习肝脏组织止血实验方法；观察云南白药的止血作用。

【实验原理】剪切一块家兔的肝脏组织，引起出血，立即敷以止血药物，以观察其止血效果。云南白药粉为临床常用止血药，具有化瘀止血、活血止痛、解毒消肿功效，常用于跌打损伤、外伤出血的治疗。通过观察对家兔肝脏组织出血时间的影响，评价云南白药粉的止血作用。

【实验器材】止血钳，手术剪，纱布，200g 砝码，秒表，磅秤。

【实验药品】云南白药（4g/瓶），淀粉，25% 乌拉坦，苦味酸。

【实验动物】家兔 4 只，普通级，雄性，体重 1.5~2.5kg。

【实验方法】

1. 分组与给药　取体重相近的家兔 4 只，随机分为 2 组，分别为对照组和给药组，每组 2 只，苦味酸标记，磅秤称重。

2. 处理与观察　家兔耳缘静脉注射乌拉坦 1g/kg 体重，麻醉后仰位固定，腹部正中切口，轻轻拉出肝脏，周围用纱布固定。剪下肝左叶一块组织（1.2cm × 1.2cm × 0.4cm），创面呈喷射样出血。擦去喷出的血后，给药组家兔在局部撒上云南白药粉 0.25g，对照组家兔在局部撒上淀粉 0.25g，盖上纱布，上压 200g 砝码。1 分钟后移去砝码，观察 5 分钟，以不出血为止血。如仍然出血，则加撒药物或淀粉 0.25g，继续加压，每隔 30 秒观察 1 次。实验结束后，汇总全实验室数据，进行统计分析。

【实验结果】将实验结果填入到实验记录表中。

表12-7 云南白药对家兔肝脏组织出血时间的影响

组别	动物编号	给药剂量（g）	止血时间（秒）
对照组	1		
	2		
给药组	1		
	2		

【注意事项】

1. 家兔肝脏出血观察时间为5分钟，如果超过5分钟仍然出血，则认为"未能止血"。

2. 每只家兔肝脏切口位置、大小应尽量一致。

>> 参 考 文 献

［1］李仪奎. 中药药理实验方法学［M］. 上海：上海科学技术出版社，1991：493-505.

［2］陈奇. 中药药理研究方法学［M］. 北京：人民卫生出版社，1994：488-492.

［3］陈奇. 中药药理研究方法学［M］. 北京：人民卫生出版社，2006：430.

［4］徐叔云，卞如濂，陈修. 药理实验方法学［M］. 北京：人民卫生出版社，1994：1121-1132.

［5］许东，文玉军，张莲香，等. 胶原酶注入小鼠尾状核建立脑出血模型［J］. 中国实验动物学报，2006，14（1）：36-40.

［6］曾锦旗，金益强，胡随瑜. 出血性中风中经络动物模型的制作［J］. 湖南中医学院学报，1998，18（3）：4-5.

［7］孙海荣，郭洪志，王蕾，等. 采用胶原酶加肝素构建大鼠脑出血致多器官功能障碍综合征模型［J］. 中国临床康复，2006，10（38）：110-113.

［8］高成. 三种方法制作大鼠蛛网膜下腔出血模型［J］. 中国微侵袭神经外科杂志，2008，13（9）：3-5.

［9］钱秋海，夏丽英，赵懿，等. 糖视清对家兔眼内出血模型的视网膜和家兔高血糖模型的眼球结膜微循环的影响［J］. 中国临床药理学杂志，2008，24（5）：426-429.

［10］李晟，梁凤鸣，王明芳，等. FD-Nd：YAG532激光制作眼内出血模型的体会［J］. 中国中医眼科杂志，2000，10（1）：10-11.

［11］王晓东，赵军宁，张白嘉，等. 药物致早孕大鼠子宫出血模型的建立［J］. 中国药理学通报，1999，15（2）：182-184.

［12］尤昭玲，马红霞，陈俊明，等. 恒河猴子宫内膜炎性出血模型的建立［J］. 中国比较医学杂志，2003，13（5）：310-312.

［13］宋建平，任周新，崔姗姗，等. 泻心汤对热盛胃出血模型的影响［J］. 河南

中医，1998，18（2）：31.

[14] 王晓聆，顾晓萌，唐建民．氩离子激光对动物胃肠道黏膜出血的止血研究
[J]．激光杂志，2000，21（2）：69-70.

[15] 黄雪琪，陈家旭，林海，等．益气止血方对脾不统血证动物模型的治疗作用
[J]．北京中医药大学学报，2004，27（3）：40-42.

[16] 陈易新，陈家旭，季绍良，等．脾不统血证中脾气虚状态与出血因素关系的
研究[J]．中医药研究，2001，17（1）：38-40.

[17] 刘洪潇，张雅莉，田维毅．特发性血小板减少性紫癜脾不统血证动物模型建
立[J]．辽宁中医杂志，2002，29（9）：571-572.

第十三章 活血化瘀药实验

　　活血化瘀药是指能通利血脉、促进血行、消散瘀血的中药。本类药物多味辛、苦，性温，主入心、肝、脾经，具有活血、散瘀、通经、止痛功效，主要用于血瘀证的治疗。现代药理学研究证实，活血化瘀药具有改善血流动力学、改善血液流变学、改善微循环、抗心肌缺血、抗脑缺血、抗血栓形成等药理作用。

　　活血化瘀药根据其功效不同，可分为养血活血药、活血祛瘀药、祛瘀止痛药和破血散结药四类。常用药物有川芎、红花、蒲黄、乳香、没药、延胡索、丹参、当归、赤芍、三棱、莪术、桃仁等，常用方剂和成药有血府逐瘀汤、少腹逐瘀汤、补阳还五汤、少腹逐瘀丸、通心络胶囊、复方丹参片、血府逐瘀丸、复方丹参滴丸、速效救心丸、脉络宁注射液等。

一、常用实验方法

(一) 血液流变性测定

1. 全血及血浆黏度测定　采血管 31.25U/mL 肝素化，取全血或血浆 1mL，旋转式黏度计测定不同切速下（切变率 $1 \sim 200s^{-1}$）全血及血浆的黏度值。

2. 红细胞压积测定　取血 2~3mL 注入抗凝小瓶内（每瓶内双草酸液 0.5 mL 或肝素 0.5~1mL 预先烤干备用），摇匀，用毛细滴管吸取抗凝静脉血 1mL，注入 Wintrobe 压积管中，直至压积管上端的刻度"0"处为止，放入离心机中以 3000 转/分钟离心 30 分钟，取出压积管读数。

3. 红细胞聚集测定　在电泳系统中，通过目镜中的测微尺观察红细胞从负电压侧向正电压侧泳动 25μm 所需时间。红细胞电泳时间可反映其带负电荷的多少，速度减慢反映细胞膜上负电荷密度降低，细胞间排斥力减弱而易于聚集。

4. 血小板聚集性测定　常用比浊法，血小板悬浮在血浆中，具有一定的不透明度，即浊度，在富血小板血浆中（PRP）加入一定诱导剂（ADP、胶原等），诱导血小板聚集，富血小板血浆浊度下降，透光度增加。根据透光度的变化，可计算血小板的聚集程度。

(二) 微循环检测

1. 小鼠耳郭微循环检测　小鼠麻醉后，剪去耳郭背侧的细毛，将耳郭平展在显微镜的观测台上，在观测台和耳郭表面滴加少许液体石蜡，落射光照下，6×8 倍显微镜下观察耳郭微血流流态，根据流态分级评价微循环的状况。评价指标有：微血管管径，毛细血管网交点计数，微血管流速，流态，血色及微血管周围变化等。

2. 大鼠肠系膜微循环检测　大鼠麻醉后，右侧腹壁切口，轻轻拉出一段空肠袢，置于恒温观测台上，37℃洛氏营养液维持暴露肠管温、湿度和基础代谢，落射光照下，6×8 倍显微镜下观察，观测指标同上。

3. 家兔眼球结膜微循环检测　家兔麻醉后右侧卧位固定，用开睑器张开左眼睑，在落射光照下，6×8 倍显微镜下观察，观测指标同上。

（三）血流动力学测定

实验动物可选用大鼠、猫、犬及小型猪。通过给药不同时间点动态观察动物收缩压（SBP）、舒张压（DBP）、心率（HR）、心输出量（CO）、左室内压（LVSP）、左室内压最大变化速率（LVdp/dt_{max}）、左室舒张末期压（LVEDP）等指标变化，评价受试中药对心功能的影响。（详见第十章　温里药实验）

二、常用动物模型

（一）血栓模型

1. 体外血栓形成模型　将血液注入硅油化塑料管中，置体外血栓形成仪中旋转，当在垂直平面上顺时针旋转时，产生了一个重力差以推动圆环内血液运动，血液回流在血液下弯月面上产生一个中心主流的冲击，这种冲击可启动血小板聚集进而形成血栓。检测指标为血栓长度、湿重及干重。

2. 动－静脉旁路血栓模型　大鼠麻醉后仰位固定，分离右颈总动脉及左颈外静脉。实验用内径为 1～2mm 的三段聚乙烯管相连接，中段放置一条约 5cm 长的 7 号手术丝线，以 50U/mL 肝素生理盐水注满管腔，管的一端插入左颈外静脉，另一端插入右颈总动脉。打开动脉夹开放血流 15 分钟，取出丝线称重，总重量减去丝线重量即得血栓湿重。

3. 电刺激颈总动脉血栓形成模型　大鼠麻醉后，仰位固定，分离右侧颈总动脉，将刺激电极置于颈总动脉近心端，远心端放置一温度探头，给予 1.5mA 直流电刺激 7分钟以损伤动脉内皮细胞，随着管腔内血栓逐渐形成，血流逐渐被阻断，动脉远端温度逐渐下降，当血流完全阻断时，温度降低，仪器报警，此时即为血流阻断时间（OT）。

4. 复合血栓诱导剂诱发脑血栓形成模型　大鼠麻醉后，仰位固定，手术分离右颈总动脉及颈外动脉，夹闭颈总动脉近心端，暂时结扎颈外动脉，向颈总动脉头端注射复合血栓诱导剂 1mL/kg 体重（复合血栓诱导剂：ADP 12.5mmol/L，凝血酶 1.25U/mL，肾上腺素 1mg/mL），5 分钟后颈内动脉注入 0.2% 伊文思蓝 5mL/kg 体重，再过 5 分钟后迅速处死，取两大脑半球称重后，放入匀浆器中，加入 0.5% Na$_2$SO$_4$ 3mL 及丙酮 7mL

制成匀浆，密封放置 1 小时，3000 转/分钟离心 10 分钟，取上清液，以生理盐水调零，分光光度计于 620nm 处测定吸光度（OD）值，以吸光度与脑重比表示伊文思蓝含量用以评价脑血栓程度。

5. 大鼠下腔静脉血栓形成模型　大鼠麻醉后，仰位固定，剖开腹腔，暴露下腔静脉，于左肾静脉下方以粗丝线结扎，缝合腹壁，5 小时后，重新打开腹腔，取出血栓，将血栓放入平皿，置 60℃ 干燥箱中烘干，冷却后称重，即为血栓干重。

6. $FeCl_3$ 致大鼠大脑中动脉血栓形成模型　大鼠麻醉后，右侧位固定，在眼外眦和外耳道连线中点做一弧形切口，长度 1.5cm，暴露颞骨，用牙科钻在颧骨与颞鳞骨接合处靠近口侧 1mm 处做一直径 2.5mm 骨窗，暴露大脑中动脉，将吸有 50% $FeCl_3$ 溶液 10μL 的小片定量滤纸敷在该段大脑中动脉上，持续 30 分钟至动脉凝闭。

7. 角叉菜胶致尾部血栓形成模型　小鼠足跖部皮下注射 0.1% 角叉菜胶 40mg/kg 体重，72 小时后出现尾部血栓；大鼠足跖部皮下注射 1% 角叉菜胶 5mg/kg 体重，72 小时后出现尾部血栓。

（二）心肌缺血模型

1. 大鼠冠脉结扎心肌缺血模型　大鼠麻醉后，仰位固定，在左侧第 3、4 肋间钝性分离肌层，打开胸腔，暴露心脏，在肺动脉圆锥及左心房间，用 0 号线在距左冠状动脉起点 2～3mm 处结扎左冠脉前降支。

2. 垂体后叶素心肌缺血模型　小鼠腹腔注射垂体后叶素 30U/kg 体重，连续 3 天，可引起冠状动脉痉挛，造成心肌缺血；大鼠麻醉后，仰位固定，记录正常 II 导心电图，舌下静脉注射垂体后叶素 0.75U/kg 体重，5 秒内注完。垂体后叶素引起心电图变化可分为两期，第一期：注射后 5～30 秒，以 T 波升高、ST 段抬高大于 0.1mV 为指标；第二期：注射后 30 秒至数分钟，以 T 波低平、双相、倒置、PR 及 QT 间期延长为标准。

3. 大鼠异丙肾上腺素心肌缺血模型　大鼠皮下或腹腔注射异丙肾上腺素 5～30mg/kg 体重，连续 3 天，可出现 ST 段、T 波异常，血清酶学及心肌坏死等变化。

（三）血瘀证模型

1. 肾上腺素皮下注射加冰水浸泡法　大鼠皮下注射 0.1% 盐酸肾上腺素注射液 0.9mg/kg体重，2 小时后将大鼠浸入 0℃ 冰水内进行冷刺激 5 分钟，再过 2 小时再次皮下注射 0.1% 盐酸肾上腺素注射液 0.9mg/kg 体重，连续 2 天，可见血液流变学指标明显异常。

2. 皮下注射角叉菜胶法　大鼠后足跖部皮下注射 1% 角叉菜胶 5mg/kg 体重，2 小时后将大鼠浸入 0℃ 冰水内进行冷刺激 5 分钟，72 小时后可见血液流变学指标明显异常。

3. 高分子右旋糖酐静脉注射法　将平均分子量为 20 万～40 万的高分子右旋糖酐配成 10% 的溶液，给家兔耳缘静脉注射 15mL/kg 体重，3 分钟内推注完毕，10 分钟内可造成微循环障碍，持续 12～24 小时。

4. 改良高分子葡聚糖静脉注射法　家兔耳缘静脉注射含有兔脑粉的10%高分子葡聚糖（每10mL葡聚糖内含兔脑粉15mg）20mL/kg体重（兔脑粉30mg/kg体重），5分钟内注射完毕，可出现一系列血瘀症状。

5. 胎儿羊水静脉注射法　家兔耳缘静脉注射新鲜的人羊水（生理盐水作1:2稀释）1~2mL/kg体重，连续7天，可致微循环障碍和血液流变学异常。

6. 凝血酶和6-氨基己酸法　大鼠麻醉后，仰位固定，分离股静脉，缓缓注入凝血酶400U/kg体重，30分钟注射完毕，同时皮下注射6-氨基己酸（EACA）100mg/kg体重，4小时后造成血瘀证。

7. 肠粘连型血瘀证模型　家兔麻醉后，仰位固定于手术台上，打开腹腔将全部结肠轻拉出体外，找到阑尾后将结肠送回腹腔。在距阑尾盲端1cm处，做一3cm长的纵行全层切口，将阑尾腔内容物清除干净，再将切口以1号丝线致密缝合，缝合腹腔，10天左右可造成血瘀证。粘连程度分级标准：Ⅰ级，单处粘连，质脆，无法取标本；Ⅱ级，单处粘连，牢固，易取标本；Ⅲ级，两处粘连，牢固，易取标本；Ⅳ级，三处以上粘连，牢固，易取标本。

8. 寒凝型血瘀证模型　将大鼠置于笼具内，放入温度为-15℃的低温冰柜，持续冷冻4小时左右，直至动物寒战停止。动物出现蜷缩少动，双目无神，反应迟钝，被毛蓬松竖立，唇周发黑，耳色暗红，爪尾紫暗，体温下降，心跳减慢等症状。

9. 热毒血瘀证模型　大鼠腹腔注射角叉菜胶5mg/只，16小时后尾静脉注射大肠杆菌内毒素50μg/kg体重致热，可造热毒血瘀证模型。

10. 痰浊血瘀证动物模型　根据中医"痰阻血瘀"理论，采用高脂饮食喂养，造成痰浊血瘀证模型，造模动物常选用家兔。给予高脂饲料6~8周，即出现较稳定的高黏血症。高脂饲料配方：胆固醇0.5%，蛋黄粉15%，猪油5%，基础饲料79.5%。

11. 离经之血型血瘀证模型　采用人工将瘀血块或鲜血置入动物体内作为血瘀证模型。

（1）家兔腹腔自身血凝块造模法　家兔心脏取血10mL/kg体重，置20分钟使其凝固后，剖腹将血凝块置于结肠下，经8~12日后处死动物，取腹腔内残存血凝块量度，观察吸收情况。

（2）小鼠腹腔血液造模法　取抗凝羊血，制成10%羊红细胞悬液，小鼠腹腔注射0.3mL/只，给药后4小时、8小时、16小时、24小时分批将动物处死，抽取腹腔内液观察残留红细胞数，观察吸收情况。

实验13-1　少腹逐瘀丸对寒凝血瘀大鼠模型血液流变性的影响

【实验目的】学习复制寒凝血瘀大鼠模型的实验方法；观察少腹逐瘀丸对寒凝血瘀模型大鼠全血黏度的影响。

【实验原理】《灵枢》："若内伤于忧怒则气上逆，气上逆则六输不通，湿气不行，凝血蕴裹而不散，津液涩渗，著而不去，而积皆成矣。"暴怒时机体分泌大量肾上腺素，故用外源性肾上腺素模拟激怒状态；《素问》："血气者，喜温而恶寒，寒则泣不能流，温则消而去之。"《灵枢》："寒邪客于经络之中，则血泣，血泣则不通。"所以采用肾上腺素合并冰水刺激能造成大鼠寒凝血瘀模型，少腹逐瘀丸具有活血逐瘀，祛寒止痛功效；用于血瘀有寒引起的月经不调，小腹胀痛，腰痛，白带；有改善血瘀模型大鼠血液流变性的作用。

【实验器材】血液流变仪，大鼠灌胃器，注射器，采血管，温度计，手术剪，天平。

【实验药品】少腹逐瘀丸（9g/丸），0.1%盐酸肾上腺素，50U/mL肝素，10%水合氯醛，0℃冰水，苦味酸。

【实验动物】SD或Wistar大鼠9只，清洁级，雄性，体重180~220g。

【实验方法】

1. 分组与给药 取禁食12小时体重相近的大鼠9只，随机分为3组，分别为正常组、模型组和给药组，每组3只，苦味酸标记，天平称重。给药组大鼠灌胃少腹逐瘀丸混悬液4.6g/kg体重，给药容量为1mL/100g体重，正常组和模型组灌胃等容量蒸馏水。

2. 处理与观察 给药后40分钟，模型组和给药组大鼠皮下注射盐酸肾上腺素0.9mg/kg体重，2小时后放入0℃冰水中冷浴5分钟，2小时后再次皮下注射盐酸肾上腺素0.9mg/kg体重。30分钟后各组大鼠腹腔注射10%水合氯醛350mg/kg体重麻醉，腹主动脉取血2mL，加肝素抗凝，测定切变率$10s^{-1}$、$40s^{-1}$、$200s^{-1}$下全血黏度。实验结束后，汇总全实验室结果，进行统计分析。

【实验结果】将实验结果填入记录表。

表 13-1 少腹逐瘀丸对寒凝血瘀大鼠模型全血黏度的影响

组别	动物编号	给药剂量（g/kg体重）	全血黏度		
			$10s^{-1}$	$40s^{-1}$	$200s^{-1}$
正常组	1				
	2				
	3				
模型组	1				
	2				
	3				
给药组	1				
	2				
	3				

【注意事项】

1. 腹主动脉采血应尽量采用大号针头，以防止溶血。

2. 血液流变仪每次测定完样品应充分冲洗，以免血块残留堵塞管路，影响测定数据准确性。

实验 13 - 2　通心络胶囊对大鼠体外血栓形成的影响

【实验目的】学习体外血栓形成的实验方法；观察通心络胶囊对大鼠体外血栓形成的影响。

【实验原理】以塑料管弯成环管，注入血液，置体外血栓形成仪中旋转，当该圆环在垂直平面上顺时针旋转时，产生了一个重力差以推动圆环内血液运动，血液回流在血液下弯月面上产生一个中心主流的冲击，这种冲击可启动血小板聚集进而形成血栓。通心络胶囊具有益气活血、通络止痛的功效，中药药理研究证明其具有明显的抗血栓作用。

【实验器材】体外血栓形成仪，硅油化注射器，硅胶塑料管，手术剪，眼科镊，干燥箱，注射器，大鼠灌胃器，滤纸，直尺，天平，分析天平。

【实验药品】通心络胶囊（0.38g/粒），10% 水合氯醛，苦味酸。

【实验动物】SD 或 Wistar 大鼠 6 只，清洁级，雄性，体重 180～220g。

【实验方法】

1. 分组与给药　取体重相近的大鼠 6 只，随机分为 2 组，分别为对照组和给药组，每组 3 只，苦味酸标记，天平称重。给药组大鼠灌胃通心络胶囊混悬液 0.78g/kg 体重，给药容量为 1mL/100g 体重，对照组灌胃等容量蒸馏水，每天 1 次，连续给药 3 天。

2. 处理与观察　末次给药前 12 小时禁食，末次给药后 40 分钟，各组大鼠腹腔注射 10% 水合氯醛 350mg/kg 体重麻醉，用硅油化注射器腹主动脉取血 2mL/只，注入已标好刻度线（1.8mL）的硅胶塑料管中，套紧塑料管装入已预热至 37℃ 的体外血栓形成仪中，转动 15 分钟后取下血栓管，将其中的血栓及血液一同倾倒在事先准备好的滤纸上，用眼科镊轻提血栓头令其自然下垂移放在干燥的滤纸上，吸干表面鲜血，以直尺测量血栓长度，将血栓移入已预先称重的硫酸纸片上，用分析天平称重，所得重量减去纸片重量，即为血栓湿重。再将放有血栓的纸片置 60℃ 干燥箱中烘干，精确称取血栓干重。实验结束后，汇总全实验室结果，进行统计分析。

【实验结果】将实验结果填入记录表。

表 13 - 2　通心络胶囊对大鼠体外血栓形成的影响

组别	动物编号	给药剂量 （g/kg 体重）	血栓长度 （mm）	血栓湿重 （mg）	血栓干重 （mg）
对照组	1				
	2				
	3				
给药组	1				
	2				
	3				

【注意事项】
1. 测量血栓长度时，要转移到干燥滤纸上测量，切勿拖拉。
2. 测量血栓湿重时，要尽量吸干血栓表面的鲜血。

实验 13 – 3 复方丹参片对大鼠动静脉环路血栓形成的影响

【实验目的】学习大鼠动静脉环路血栓形成的实验方法；观察复方丹参片对大鼠动静脉环路血栓重量的影响。

【实验原理】动脉血流中的血小板，当接触丝线的粗糙面时黏附于线上，血小板聚集物环绕线的表面形成血小板血栓，血小板的黏附聚集功能受到抑制时，形成血栓的重量减轻。复方丹参片具有活血化瘀、理气止痛功效，临床用于气滞血瘀所致的胸痹，中药药理研究证明其有抗血栓形成作用。

【实验器材】聚乙烯管，手术剪，止血钳，丝线，动脉夹，天平，分析天平等。

【实验药品】复方丹参片（0.3g/片），50U/mL 肝素，10% 水合氯醛，苦味酸。

【实验动物】SD 或 Wistar 大鼠 6 只，清洁级，雄性，体重 180～220g。

【实验方法】

1. 分组与给药 取禁食 12 小时体重相近的 6 只大鼠，随机分为 2 组，分别为对照组和给药组，每组 3 只，苦味酸标记，天平称重。给药组大鼠灌胃复方丹参片混悬液 0.46g/kg 体重，给药容量为 1mL/100g 体重，对照组灌胃等容量蒸馏水。

2. 处理与观察 给药后 40 分钟，用 10% 水合氯醛 350mg/kg 体重腹腔注射麻醉，仰位固定，分离右颈总动脉及左颈外静脉。在聚乙烯管的中段放入一根 5cm 的丝线并充满生理盐水，两端插管中充满肝素（50U/mL），聚乙烯管的一端插入左颈外静脉，另一端插入右颈总动脉。打开动脉夹，开放血流循环 15 分钟后中断血流，迅速取出丝线称重，总重量减去丝线重量即得血栓湿重。实验结束后，汇总全实验室结果，进行统计分析。

【实验结果】将实验结果填入记录表。

表 13 – 3 复方丹参片对大鼠动静脉环路血栓形成的影响

组别	动物编号	给药剂量（g/kg 体重）	总重量（mg）	丝线重量（mg）	血栓湿重（mg）
对照组	1				
	2				
	3				
给药组	1				
	2				
	3				

【注意事项】

1. 手术操作要细心熟练。

2. 当管的一端插入到颈外静脉后，可从聚乙烯管中注入肝素。

实验 13 – 4 通心络胶囊对垂体后叶素所致小鼠 心肌缺血的保护作用

【实验目的】 学习垂体后叶素所致小鼠心肌缺血的实验方法；观察通心络胶囊对小鼠心肌缺血的保护作用。

【实验原理】 动物大剂量静脉注入垂体后叶素，冠状动脉痉挛而致急性心肌缺血。通心络胶囊具有益气活血、通络止痛功效，临床用于冠心病心绞痛属心气虚乏、血瘀络阻证及气虚血瘀络阻型中风病，中药药理研究证明其具有明显的抗心肌缺血作用。

【实验器材】 722 分光光度计，手术剪，注射器，小鼠灌胃器，天平。

【实验药品】 通心络胶囊（0.38g/粒），垂体后叶素，超氧化物歧化酶（SOD）试剂盒，丙二醛（MDA）试剂盒，苦味酸。

【实验动物】 KM 小鼠 6 只，清洁级，雄性，体重 18～22g。

【实验方法】

1. 分组与给药 取体重相近的小鼠 6 只，随机分为 2 组，分别为对照组和给药组，每组 3 只，苦味酸标记，天平称重。给药组小鼠灌胃通心络胶囊混悬液 1.2g/kg 体重，给药容量为 0.2mL/10g 体重，对照组灌胃等容量蒸馏水，每天 1 次，连续给药 3 天。

2. 处理与观察 末次给药前 12 小时禁食，末次给药同时小鼠腹腔注射垂体后叶素 30U/kg，末次给药后 40 分钟，眶后静脉丛取血，分离血清，分光光度计于 450nm 处测定吸光度（OD）值，按试剂盒说明书计算血清 SOD、MDA 含量。实验结束后，汇总全实验室结果，进行统计分析。

【实验结果】 将实验结果填入记录表。

表 13 – 4 通心络胶囊对垂体后叶素所致小鼠心肌缺血的保护作用

组别	动物编号	给药剂量（g/kg 体重）	SOD（U/L）	MDA（nmol/L）
对照组	1			
	2			
	3			
给药组	1			
	2			
	3			

【注意事项】

1. 垂体后叶素应临用前配制。

2. 小鼠眶后静脉丛取血应防止溶血，以免影响结果的测定。

3. SOD、MDA 的测定要严格按照说明书操作步骤进行。

实验 13 – 5   通心络胶囊对大鼠心脏左前降支结扎后急性心梗的影响

【实验目的】学习制作大鼠急性心梗模型的实验方法；观察通心络胶囊对大鼠心脏左前降支结扎后心梗范围的影响。

【实验原理】大鼠心脏左前降支结扎后，动脉支配部分心肌缺血缺氧，动物发生急性心梗，计算梗死区重量占全心的百分比，观察受试中药对心梗范围的影响。通心络胶囊具有益气活血，通络止痛功效，临床用于冠心病心绞痛属心气虚乏、血瘀络阻证及气虚血瘀络阻型中风病。中药药理研究证明其对大鼠心脏左前降支结扎后急性心梗有明显的保护作用。

【实验器材】大鼠灌胃器，手术剪，止血钳，丝线，天平，分析天平等。

【实验药品】通心络胶囊（0.38g/粒）、1% 红四氮唑（TTC）、10% 水合氯醛，苦味酸。

【实验动物】SD 或 Wistar 大鼠 6 只，清洁级，雄性，体重 180 ~ 220g。

【实验方法】

1. 分组与给药   取体重相近的大鼠 6 只，随机分为 2 组，分别为对照组和给药组，每组 3 只，苦味酸标记，天平称重。给药组大鼠灌胃通心络胶囊混悬液 0.78g/kg 体重，给药容量为 1mL/100g 体重，对照组灌胃等容量蒸馏水，每天 1 次，连续给药 3 天。

2. 处理与观察   末次给药前 12 小时禁食，末次给药后 40 分钟，大鼠腹腔注射 10% 水合氯醛 350mg/kg 体重，麻醉后仰位固定，沿左锁骨中线纵行切开皮肤约 2cm，在第 3、4 肋间钝性分离肌层，打开胸腔，剪开心包，轻压右侧胸腔，暴露心脏，在肺动脉圆锥左缘、左心耳下缘 2mm 处经浅层心肌以 0 号线结扎左冠脉前降支，把心脏放回胸腔，迅速缝合胸腔。术后 1 小时摘取心脏，排出心腔内积血，从心尖到心基部平行将心脏均匀横切成 5 片，放入 1% 红四氮唑溶液中，37℃ 染色 15 分钟，分离梗死区和非梗死区，称量梗死区重量，按下式计算梗死范围。实验结束后，汇总全实验室结果，进行统计分析。

$$梗死范围（\%） = \frac{梗死区重量}{全心重量} \times 100\%$$

【实验结果】将实验结果填入记录表。

表 13 – 5   通心络胶囊对大鼠心梗范围的影响

组别	动物编号	给药剂量（g/kg 体重）	全心重量（g）	梗死区重量（g）	梗死范围（%）
对照组	1				
	2				
	3				

续表

组别	动物编号	给药剂量（g/kg体重）	全心重量（g）	梗死区重量（g）	梗死范围（%）
给药组	1				
	2				
	3				

【注意事项】

1. 心脏前降支结扎后迅速将心脏放回心腔，待心跳稍平稳后再施缝合术。

2. 心脏摘除后排出积血，用生理盐水冲洗干净后可置 −4℃冷冻后再进行心肌切片。

3. 红四氮唑溶液需用 pH7.4 磷酸缓冲溶液配制。

实验 13−6　血府逐瘀丸对小鼠耳郭微循环的影响

【实验目的】 学习小鼠耳郭微循环的实验方法；观察血府逐瘀丸对小鼠耳郭微循环的影响。

【实验原理】 借助显微镜，选择小鼠耳郭部位，可直接观察微循环状态，包括血管口径、血流速度、毛细血管开放量及组织的血流灌注情况。血府逐瘀丸为临床常用活血化瘀药，具有活血化瘀、行气止痛功效，用于瘀血内阻、头痛或胸痛、内热瞀闷、失眠多梦、心悸怔忡、急躁善怒等，有改善微循环的作用。

【实验器材】 微循环显微镜，冷光源，小鼠微循环观测台，注射器，小鼠灌胃器，眼科镊，天平。

【实验药品】 血府逐瘀丸（9g/丸），液体石蜡，10% 水合氯醛，苦味酸。

【实验动物】 KM 小鼠 6 只，清洁级，雄性，体重 18~22g。

【实验方法】

1. 分组与给药 取禁食 12 小时体重相近的小鼠 6 只，随机分为 2 组，分别为对照组和给药组，每组 3 只，苦味酸标记，天平称重。

2. 处理与观察 小鼠腹腔注射 10% 水合氯醛溶液 350mg/kg 麻醉后，仰位固定在小鼠微循环观测台上。耳郭去毛，调节耳托高度，使耳郭平展在耳托上，在耳郭之间和耳郭表面滴加液体石蜡。将观测台置于显微镜物台上，调节冷光源适当亮度。在透射光下，6×8 倍镜下观察小鼠耳郭微循环情况，观察并记录耳郭微循环细动脉、细静脉血管口径和毛细血管开放量。然后给药组小鼠灌胃血府逐瘀丸混悬液 9g/kg 体重，给药容量为 0.2mL/10g 体重，对照组灌胃等容量蒸馏水。继续观察并记录给药后 20 分钟、40 分钟耳郭微循环情况。实验结束后，汇总全实验室结果，进行统计分析。

【实验结果】 将实验结果填入记录表。

表 13 -6　血府逐瘀丸对小鼠耳郭微循环的影响

组别	动物编号	细动脉口径（μm）			细静脉口径（μm）			毛细血管开放量（个/mm）		
		0分钟	20分钟	40分钟	0分钟	20分钟	40分钟	0分钟	20分钟	40分钟
对照组	1									
	2									
	3									
给药组	1									
	2									
	3									

【注意事项】

1. 麻醉的深浅对耳郭微循环的影响较大，往往因麻醉的深浅产生明显偏差。因此，一般应按小鼠体重严格计算麻醉剂量。

2. 实验应注意保持小鼠体温 37℃ ±1℃。麻醉小鼠体温明显下降（下降 3 ~4℃），有时会造成耳郭微循环障碍，产生误差。可利用电热垫或循环恒温水浴，保持小鼠体温。

3. 因鼠毛会影响观察效果，透射光观察时应去掉耳郭毛，可利用胶布贴拔。

4. 血管口径采用显微测微尺测量；毛细血管开放数量采用毛细血管与 1mm 横线相交的交叉点来表示。

>> 参 考 文 献

[1] 梁爱华，刘婷，李春英．一种热毒诱导的血栓形成动物模型的建立［J］．中国中药杂志，2008，33（18）：2124 -2128.

[2] 李仪奎，金若敏，王钦茂主编．中药药理实验方法学[M]．上海：上海科学技术出版社，2006：137 -150.

[3] 李兰芳，张建新，兰漫野，等．通脉活血灵胶囊对实验性高黏血症家兔血液流变学的影响［J］．中草药，1999，30（8）：603 -604.

[4] 袁本香，杨桂珍，任艳艳．沙棘总黄酮抗角叉莱胶诱发大鼠血栓形成作用的研究［J］．时珍国医国药，2008，19（8）：1879 -1880.

[5] 潘洪平，杨嘉珍，李吕力，等．葛根素对大鼠血瘀症模型血细胞聚集作用的研究［J］．中国现代应用药理学杂志，2005，22（1）：21.

[6] 李怡，李建宇，张永亮，等．垂体后叶素致急性心肌缺血小鼠心肌超微结构变化［J］．武警医学院学报，2008，17（7）：556 -557.

[7] 陈奇．中药药理方法学［M］．北京：人民卫生出版社，1994：493 -633.

[8] 李仪奎，王钦茂．中药药理实验方法学［M］．上海：上海科学技术出版社，1991：141 -147.

[9] 李仪奎，金若敏，王钦茂．中药药理实验方法学［M］．2 版．上海：上海科学技术出版社，2006：313 -315，710 -715.

[10] 李伟，田淑霄.软脉胶囊抗角叉菜胶引起的大鼠血栓形成作用及对血液流变学的影响［J］.河北中医药学报，1999，14（4）：9-10.

[11] 张均田.现代药理实验方法［M］.3 版.北京：北京医科大学·中国协和医科大学联合出版社，1998：1124.

[12] 徐叔云，卞如濂，陈修.药理实验方法学［M］.3 版.北京：人民卫生出版社，2002：1124.

第十四章　止咳化痰平喘药实验

　　止咳化痰平喘药是以祛痰、缓解或制止咳嗽、喘息为主要作用的中药。其药性多苦、甘、咸、辛，归肺、脾经，具有宣肺祛痰，止咳平喘功效，主要用于痰多咳嗽、痰饮气喘、咳痰不爽，以及与痰饮有关的瘿瘤瘰疬等病证。现代药理学研究证实，本类药物具有平喘、祛痰、止咳、抗炎等作用。

　　止咳化痰平喘药常分为化痰药和止咳平喘药两类。其中化痰药根据其药性及功效不同，可分为温化寒痰药和清化热痰药两类。温化寒痰药常用药物有半夏、天南星、白附子、白芥子、旋覆花、桔梗等。清化热痰药常用药物有前胡、竹茹、竹沥、礞石等。止咳平喘药常用药物有杏仁、款冬花、百部、枇杷叶、葶苈子、桑白皮、紫菀等。常用止咳化痰平喘方剂和成药有二陈汤、温胆汤、复方甘草片、蛇胆川贝液、橘红丸、蛤蚧定喘丸、养阴清肺丸、蜜炼川贝枇杷膏、清气化痰丸等。

一、常用实验方法

（一）止咳实验方法

　　用不同的方法（化学刺激、机械刺激及电刺激）刺激呼吸道上皮下的感受器，引起动物咳嗽。通过观察动物咳嗽潜伏期（从开始注入刺激药物至发生咳嗽所需的时间），评价受试中药的作用。

（二）祛痰实验方法

　　1. 气管段酚红法　小鼠腹腔注射 0.5% 酚红溶液 500mg/kg 体重，30 分钟后处死，剪下自甲状软骨下至气管分支处的一段气管，放入盛有 2mL 生理盐水的试管中，加 1mol/L NaOH 0.1mL，722 型分光光度计于 545nm 处测定吸光度（OD）值，根据标准曲线计算酚红含量。

　　2. 家兔酚磺酞排泄法　家兔耳缘静脉注射 0.6% 酚磺酞注射液 1mL/kg 体重，30 分钟后处死，插入气管插管，将 5% $NaHCO_3$ 溶液 12.5mL/kg 体重轻轻注入气管内，10 分钟后吸出，重复 5 次，每次间隔 5 分钟。将冲洗液离心，上清液调节 pH 值至 7.8 ~ 8.0，722 型分光光度计于 545nm 处测定吸光度（OD）值，根据标准曲线计算酚磺酞排出量。

　　3. 毛细玻管排痰量法　大鼠麻醉后仰位固定，剪开颈中部皮肤，分离气管。在甲状腺软骨下缘正中两软骨环之间扎一小孔，插入玻璃毛细管一根（长 3～5cm，内径 0.8mm），使毛细管刚好接触气管底部表面，吸取气管后部痰液，观察毛细玻管内液柱长度，评价祛痰效果。

4. 家鸽气管纤毛运动法　将家鸽颈部拉直与水平面平行，剥离气管，使气管尽量暴露，将 5 号针头从靠心脏端插入气管，使针尖靠近气管内壁，注入 0.02mL 中华墨汁，在冷光源下，观察 1 分钟墨汁向前运动的距离，评价祛痰效果。

5. 豚鼠气道黏液黏多糖的测定法（咔唑比色法）　气道黏液内含黏蛋白，为黏多糖和蛋白质，在无机酸存在下，己糖醛酸从黏多糖中释放与咔唑起缩合反应，形成有色化合物 D-葡萄糖醛酸内酯。将豚鼠处死，取出气管称重，剪开气管用棉棒蘸取气道黏液，用 3mL 蒸馏水冲洗，离心，取上清液，取 25mmol/L 四硼酸浓硫酸溶液 2.5mL 加上清液 2.5mL，冷却后混匀，沸水浴中加热 10 分钟，室温放冷，加 7.5mmol/L 咔唑溶液 0.1mL，混匀后 100℃水浴中放置 15 分钟，室温放冷，722 型分光光度计 545nm 处测定吸光度（OD）值。根据标准曲线，计算 D-葡萄糖醛酸内酯排出量。

（三）平喘实验方法

1. 药物引喘法　将组胺、乙酰胆碱、慢反应物质（SRS-A）、卵蛋白等药物，以超声雾化法给豚鼠吸入，可引起豚鼠呼吸急促、喘息，甚至窒息，导致豚鼠抽搐而跌倒。通过观察引喘潜伏期与发生抽搐的动物数，观察受试中药的平喘作用。

2. 离体气管实验法　包括气管容积法、豚鼠气管片法、气管螺旋条法和豚鼠肺条法。制成离体气管段、气管片、气管螺旋条和肺条，放入恒温盛有营养液的浴槽中，通过张力换能器，BL-420E+生物机能实验系统描记舒缩曲线，分析受试中药的作用。

二、常用动物模型

（一）咳嗽动物模型

1. 浓氨水诱发小鼠咳嗽模型　将小鼠置于倒放的 500mL 烧杯内，内放一棉球，注入浓氨水 0.1mL，记录小鼠咳嗽潜伏期（从注入氨水到出现咳嗽的时间）及 3 分钟内咳嗽次数。

2. SO_2 诱发小鼠咳嗽模型　在 25mL 蒸发皿内预先加入 0.5g 无水 Na_2SO_3，滴入 50% H_2SO_4 5mL，并立即用 500mL 的烧杯扣在蒸发皿上，烧杯内充满恒定浓度的 SO_2 气体。迅速将小鼠放入烧杯中，记录小鼠的咳嗽潜伏期（由小鼠放入烧杯开始至发生咳嗽所需的时间）及 3 分钟内咳嗽次数。

3. 枸橼酸喷雾诱发豚鼠咳嗽模型　将豚鼠放入密闭容器内，用超声雾化器喷入 17.5% 枸橼酸，喷雾 5～10 秒，记录豚鼠的咳嗽潜伏期（从喷雾开始到第 1 次咳嗽的时间）及 5 分钟内的咳嗽次数。

4. 丙烯醛诱发豚鼠咳嗽模型　将豚鼠放入密闭容器内，迅速注入 8mL 丙烯醛，观察并记录豚鼠的咳嗽潜伏期及 5 分钟内的咳嗽次数。

5. 辣椒素诱发豚鼠咳嗽模型　将豚鼠置于密闭容器内，用超声雾化器喷入 0.03mol/L 辣椒素，喷雾 2 分钟，观察并记录豚鼠 10 分钟内咳嗽次数。

6. 过敏性咳嗽动物模型　豚鼠腹腔注射环磷酰胺 30mg/kg 体重，2 天后腹腔注射卵蛋白 2mg/只和 Al(OH)₃100mg/只，3 周后腹腔内再加强注射一次卵蛋白 0.01mg/只和 Al(OH)₃100mg/只，使豚鼠致敏。在加强免疫后 3 周，给致敏豚鼠进行抗原激发，雾化吸入 10mg/mL 卵蛋白溶液 1 分钟，即可诱发咳嗽。

(二)哮喘动物模型

1. 组胺诱发的豚鼠哮喘模型　将豚鼠置于密闭容器内，超声雾化器喷入 0.1% 磷酸组胺 15~20 秒，停止喷雾后，豚鼠在吸入后约 6 分钟内产生"哮喘反应"，哮喘反应按程序分四级，Ⅰ级呼吸加速，Ⅱ级呼吸困难，Ⅲ级抽搐，Ⅳ级跌倒。记录引起"哮喘反应"的潜伏期（自开始喷雾至跌倒时间）与发生抽搐的动物数。

2. 乙酰胆碱诱发的豚鼠哮喘模型　将豚鼠置于密闭容器内，以超声雾化器喷入 2% 乙酰胆碱 15~20 秒，停止喷雾后，记录 6 分钟内豚鼠出现喘息性抽搐的潜伏期（自开始喷雾至跌倒时间）与发生抽搐的动物数。

3. 慢反应物质（SRS-A）诱发的豚鼠哮喘模型　将豚鼠置于密闭容器内，以超声雾化器喷入 200μg/mL SRS-A 15~20 秒，停止喷雾后，记录 6 分钟内豚鼠出现喘息性抽搐的潜伏期（自开始喷雾至跌倒时间）与发生抽搐的动物数。

(三)证候模型

1. 肺阴虚证模型　小鼠灌服甲状腺片 100mg/只及利血平 0.2mg/只，每天 1 次，连续 10 天。然后将小鼠置于 SO₂ 浓度为 0.09mg/cm³ 的玻璃熏箱中，每日 1 次，每次 15 分钟，连熏 15 天。

2. 肺气虚证模型　将大鼠分别放入体积为 1m³ 的烟室中，以刨花、锯末、烟叶各 30~50g 点燃熏烟，每日 1 次，每次 30 分钟，连熏 21 天。

实验 14-1　复方甘草片对浓氨水致小鼠咳嗽的影响

【实验目的】学习浓氨水引起小鼠咳嗽的实验方法；观察复方甘草片的止咳作用。

【实验原理】小鼠吸入刺激性化学药物的气雾后，刺激呼吸道感受器，反射性引起咳嗽。复方甘草片为常用镇咳祛痰药，其中所含的甘草流浸膏为保护性镇咳祛痰剂；阿片粉有较强镇咳作用；樟脑及八角茴香油能刺激支气管黏膜，反射性地增加腺体分泌，稀释痰液，使痰易于咳出，复方各成分有镇咳祛痰的协同作用。

【实验器材】注射器，小鼠灌胃器，500mL 烧杯，秒表，棉球，天平。

【实验药品】复方甘草片，浓氨水，苦味酸。

【实验动物】KM 小鼠 6 只，清洁级，雄性，体重 18~22g。

【实验方法】

1. 分组与给药　取禁食 12 小时体重相近的小鼠 6 只，随机分为 2 组，分别为对照组与给药组，每组 3 只，苦味酸标记，天平称重。给药组小鼠灌胃复方甘草片药液 0.36g/kg 体重，给药容量为 0.2mL/10g 体重，对照组灌胃等容量蒸馏水。

2. 处理与观察　给药后 40 分钟，将小鼠放入倒置的 500mL 烧杯内，内放一棉球，往棉球上注入浓氨水 0.1mL，用秒表开始计时，记录咳嗽潜伏期（从注入氨水到出现咳嗽的时间）及 3 分钟内的咳嗽次数。实验结束后，汇总全实验室数据，进行统计分析。

【实验结果】　将实验结果填入记录表。

表 14-1　复方甘草片对浓氨水致小鼠咳嗽的影响

组别	动物编号	咳嗽潜伏期（秒）	咳嗽次数（3 分钟内）
对照组	1		
	2		
	3		
给药组	1		
	2		
	3		

【注意事项】

1. 观察小鼠的咳嗽动作应统一标准，以小鼠腹肌收缩，同时张大嘴，有时有咳嗽声，算作 1 次咳嗽。

2. 棉球应注意及时更换，每测完一只小鼠就应更换一个。

实验 14-2　蛇胆川贝液对 SO_2 致小鼠咳嗽的影响

【实验目的】　学习 SO_2 引起小鼠咳嗽的实验方法；观察蛇胆川贝液的止咳作用。

【实验原理】　SO_2 为化学刺激性物质，吸入后刺激呼吸道感受器，反射性引起咳嗽。蛇胆川贝液有祛风止咳、除痰散结功效；可用于肺热咳嗽，痰多，气喘，胸闷，咳痰不爽或久咳不止，为中医临床常用祛痰药。

【实验器材】　500mL 烧杯，注射器，小鼠灌胃器，25mL 蒸发皿，秒表，天平。

【实验药品】　蛇胆川贝液（10mL/支），无水 Na_2SO_3，50% H_2SO_4，苦味酸。

【实验动物】　KM 小鼠 6 只，清洁级，雄性，体重 18~22g。

【实验方法】

1. 分组与给药　取禁食 12 小时体重相近的小鼠 6 只，随机分为 2 组，分别为对照组与给药组，每组 3 只，苦味酸标记，天平称重。给药组小鼠灌胃蛇胆川贝液 5mL/kg 体重，对照组灌胃等容量蒸馏水。

2. 处理与观察　给药后 40 分钟，取 25mL 蒸发皿，内盛 0.5g 无水 Na_2SO_3，滴入 50% H_2SO_4 5mL，并立即将 500mL 的玻璃烧杯扣在蒸发皿上，烧杯内充满恒定浓度的

SO_2 气体。迅速将小鼠放入含有 SO_2 气体的玻璃烧杯中，记录小鼠的咳嗽潜伏期（由小鼠放入烧杯开始至发生咳嗽所需的时间）及 3 分钟内咳嗽次数。实验结束后，汇总全实验室数据，进行统计分析。

【实验结果】将实验结果填入记录表。

表 14 - 2　蛇胆川贝液对 SO_2 致小鼠咳嗽的影响

组别	动物编号	咳嗽潜伏期（秒）	3 分钟咳嗽次数（次）
对照组	1		
	2		
	3		
给药组	1		
	2		
	3		

【注意事项】

1. 观察小鼠的咳嗽动作应统一标准，以小鼠腹肌收缩，同时张大嘴，有时有咳嗽声，算作 1 次咳嗽。

2. 无水 Na_2SO_3 的称量必须准确，否则影响实验结果。

实验 14 - 3　橘红丸对枸橼酸致豚鼠咳嗽的影响

【实验目的】学习枸橼酸喷雾引咳法；观察橘红丸的止咳作用。

【实验原理】枸橼酸可刺激豚鼠呼吸道黏膜感受器，反射性引起咳嗽。橘红丸具有化痰止咳功效，用于咳嗽痰多、痰不易出。中药药理研究证明其有肯定的止咳效果。

【实验器材】注射器，大鼠灌胃器，超声波雾化器，大烧杯，秒表，天平。

【实验药品】橘红丸（6g/丸），17.5% 枸橼酸溶液，苦味酸。

【实验动物】豚鼠 6 只，清洁级，雄性，体重 500～600g。

【实验方法】

1. 分组与给药　取禁食 12 小时体重相近的豚鼠 6 只，随机分为 2 组，分别为对照组和给药组，每组 3 只，苦味酸标记，天平称重。给药组豚鼠灌胃橘红丸混悬液 3.4g/kg 体重，给药容量为 1mL/100g 体重，对照组灌胃等容量蒸馏水。

2. 处理与观察　给药后 40 分钟，将豚鼠放入密闭容器内，用超声雾化器喷入 17.5% 枸橼酸，喷雾 10 秒钟，记录豚鼠咳嗽的潜伏期（自喷雾开始到第一次咳嗽的时间）及 5 分钟内的咳嗽次数。实验结束后，汇总全实验室数据，进行统计分析。

【实验结果】将实验结果填入记录表。

表 14 – 3　橘红丸对枸橼酸致豚鼠咳嗽的影响

组别	动物编号	咳嗽潜伏期（秒）	咳嗽次数（5分钟内）
对照组	1		
	2		
	3		
给药组	1		
	2		
	3		

【注意事项】

1. 实验前最好对动物进行预选，潜伏期超过 120 秒者弃去不用。

2. 豚鼠咳嗽判定标准各组应统一。

实验 14 – 4　蛤蚧定喘丸对组胺和乙酰胆碱致豚鼠哮喘模型的影响

【实验目的】 学习组胺和乙酰胆碱喷雾引喘法；观察蛤蚧定喘丸的平喘作用。

【实验原理】 组胺、乙酰胆碱可引起豚鼠呼吸急促、喘息，甚至窒息，从而导致豚鼠抽搐而跌倒。蛤蚧定喘丸具有滋阴清肺，止咳定喘功效；用于虚劳久咳，年老哮喘，气短发热，胸满郁闷，自汗盗汗，不思饮食。中药药理研究证明其有明显的平喘作用。

【实验器材】 大鼠灌胃器注射器，喷雾装置，秒表，天平。

【实验药品】 蛤蚧定喘丸（9g/丸），0.4%磷酸组胺溶液，2%氯化乙酰胆碱，苦味酸。

【实验动物】 豚鼠 6 只，清洁级，雄性，体重 500 ~ 600g。

【实验方法】

1. 分组与给药　取禁食 12 小时，前一天筛选合格的豚鼠 6 只，随机分为 2 组，分别为对照组和给药组，每组 3 只，苦味酸标记，天平称重。给药组豚鼠灌胃蛤蚧定喘丸混悬液 2.6g/kg 体重，给药容量为 1mL/100g 体重，对照组灌胃等容量蒸馏水。

2. 处理与观察　给药后 40 分钟，各组豚鼠分别放入密闭的喷雾装置内，随即喷入磷酸组胺和氯化乙酰胆碱（1∶2）混合液 15 秒。豚鼠在吸入混合液后经过一段潜伏期即产生"哮喘反应"。"哮喘反应"可分为 4 级，Ⅰ级呈现呼吸加速，Ⅱ级呈现呼吸困难，Ⅲ级抽搐，Ⅳ级跌倒，记录引起"哮喘反应"的潜伏期（自开始喷雾至跌倒时间）。实验结束后，汇总全实验室数据，进行统计分析。

【实验结果】 将实验结果填入记录表。

表 14 – 4　蛤蚧定喘丸对组胺和乙酰胆碱致豚鼠哮喘模型的影响

组别	动物编号	给药剂量（g/kg 体重）	哮喘潜伏期（秒）
对照组	1		
	2		
	3		
给药组	1		
	2		
	3		

【注意事项】

1. 实验前最好对豚鼠进行预选，潜伏期超过 150 秒者弃去不要。
2. 本实验一般观察 360 秒，引喘潜伏期超过 360 秒者则按 360 秒计算。

实验 14 – 5　养阴清肺丸对小鼠气管段酚红排泄量的影响

【实验目的】学习酚红气管排泄法；观察养阴清肺丸对小鼠的祛痰作用。

【实验原理】小鼠腹腔注射酚红后，酚红可部分从气管分泌排出。养阴清肺丸具有养阴润燥、清肺利咽之功，能增强呼吸道的分泌功能，使黏液排泌的酚红量增加。将气管段放入定量的生理盐水中，加 NaOH 使其显色，用分光光度计测出酚红的排泌量，可观察养阴清肺丸的化痰作用。

【实验器材】手术剪，眼科镊，注射器，小鼠灌胃器，小试管，试管架，离心机，722 型分光光度计，蛙板，天平。

【实验药品】养阴清肺丸（9g/丸），0.5% 酚红溶液，1mol/L NaOH 溶液，苦味酸。

【实验动物】KM 小鼠 6 只，清洁级，雄性，体重 18 ~ 22g。

【实验方法】

1. 分组与给药　取禁食 12 小时体重相近的小鼠 6 只，随机分为 2 组，分别为对照组和给药组，每组 3 只，苦味酸标记，天平称重。给药组小鼠灌胃养阴清肺丸混悬液 4.6g/kg 体重，给药容量为 0.2mL/10g 体重，对照组灌胃等容量蒸馏水。

2. 处理与观察　给药后 40 分钟，由腹腔注射 0.5% 酚红生理盐水溶液 500mg/kg 体重。30 分钟后，颈椎脱臼处死小鼠，仰位固定于蛙板上，剪开颈前皮肤，分离气管，剥去气管周围组织，剪下自甲状软骨至气管分支处的一段气管，放进试管中。用注射器共吸取 2mL 生理盐水分次反复冲洗气管腔，并振摇；再加入 1mol/L NaOH 溶液 0.1mL 振摇，2500 转/分钟离心 10 分钟，取上清液，722 型分光光度计于 545nm 处测定吸光度（OD）值。实验结束后，汇总全实验室数据，进行统计分析。

【实验结果】将实验结果填入记录表。

表 14 - 5　养阴清肺丸对小鼠气管段酚红排泄量的影响

组别	动物编号	给药剂量（g/kg 体重）	吸光度（OD）
对照组	1		
	2		
	3		
给药组	1		
	2		
	3		

【注意事项】

1. 注意准确掌握动物处死时间。
2. 取气管段应统一标准。

实验 14 - 6　蜜炼川贝枇杷膏对大鼠排痰量的影响（毛细玻管法）

【实验目的】 学习用毛细玻管法测定大鼠排痰量的实验方法；观察蜜炼川贝枇杷膏的祛痰作用。

【实验原理】 用玻璃毛细管插入麻醉大鼠气管内，吸取一定时间气管内的痰液，以此痰液的液柱长度作为排痰量，表示排痰效果的强弱。蜜炼川贝枇杷膏具有清热润肺、止咳平喘、理气化痰功效，适用于肺燥之咳嗽、痰多、胸闷、咽喉痛痒、声音沙哑等症，有明显的祛痰作用。

【实验器材】 玻璃毛细管（内径 0.8cm、长 5~6cm），注射器，大鼠灌胃器，手术剪，眼科镊，天平。

【实验药品】 蜜炼川贝枇杷膏（150mL/瓶），10% 水合氯醛，苦味酸。

【实验动物】 SD 或 Wistar 大鼠 6 只，清洁级，雄性，体重 180~220g。

【实验方法】

1. 分组与给药 取体重相近的大鼠 6 只，随机分为 2 组，分别为对照组和给药组，每组 3 只，苦味酸标记，天平称重。给药组大鼠灌胃蜜炼川贝枇杷膏 8mL/kg 体重，对照组灌胃等容量蒸馏水，连续 3 天。

2. 处理与观察 末次给药前 12 小时禁食，末次给药后 40 分钟，各组大鼠腹腔注射水合氯醛 350mg/kg 体重麻醉，仰位固定。剪开颈中部皮肤，分离出气管，在甲状腺软骨下缘正中两软骨环之间用尖锐的注射针头扎一小孔，然后插入玻璃毛细管一根，使毛细管刚好接触气管底部表面，借以吸取气管后部之痰液。当毛细玻管内被痰液充满时，立即另换一根。收集痰液 2 小时，记录毛细玻管所吸取痰液的长度。实验结束后，汇总全实验室数据，进行统计分析。

【实验结果】 将实验结果填入记录表。

表14－6 蜜炼川贝枇杷膏对大鼠排痰量的影响

组别	动物编号	给药剂量（mL/kg体重）	排痰量（cm）
对照组	1		
	2		
	3		
给药组	1		
	2		
	3		

【注意事项】

1. 手术应细心，纵向分离颈部皮肤时，避免出血。

2. 用以刺破气管的针头要锋锐。

3. 玻璃毛细管粗细应一致，毛细管插入的深度、角度应一致，以刚好接触气管为佳。

参 考 文 献

［1］陈奇．中药药理方法学［M］．北京：人民卫生出版社，1994：634－657．

［2］徐叔云，卞如濂，陈修．药理实验方法学［M］．3版．北京：人民卫生出版社：1359－1401．

［3］李仪奎，金若敏，王钦茂．中药药理实验方法学［M］．2版．上海：上海科学技术出版社，2006：428－450．

［4］李仪奎，王钦茂．中药药理实验方法学［M］．上海：上海科学技术出版社，1991：423－438．

［5］陆月明．咳嗽的动物模型研究方法［J］．临床肺科杂志，2007，12（5）：480－481．

第十五章　平肝息风药与安神药实验

　　平肝息风药是指具有平肝息风或潜阳镇静作用的中药。平肝息风药性寒或平，质重，善于走窜，入肝经，具有平肝潜阳、息风止痉、清泄肝火、通络止痛等功效，主要用于肝阳上亢、肝风内动所致内风诸病。现代药理学研究证实，平肝息风药主要具有镇静、抗惊厥、降压等药理作用。

　　平肝息风药根据其药性和功效的不同，可分为平抑肝阳药和息风止痉药两类。常用药物有石决明、珍珠母、牡蛎、山羊角、刺蒺藜、罗布麻、决明子、钩藤、珍珠、玳瑁、全蝎、白僵蚕、马宝、蛇蜕、壁虎等，常用方剂和成药有天麻钩藤饮、镇肝熄风汤、天麻钩藤颗粒、牛黄降压丸、全天麻胶囊等。

　　安神药是指以安定神志为主要功效的中药。安神药质重或甘润，入心、肝经，具有安神养心、平肝潜阳等功效，主要用于心悸、烦躁不安等引起的失眠。现代药理学研究证实，安神药具有镇静、催眠、抗惊厥等作用。

　　安神药根据其来源及功效的不同，可分为重镇安神药和养心安神药两类。重镇安神药多为矿物类药物，常用药有朱砂、磁石、琥珀、龙骨，常用方剂及成药有朱砂安神丸、磁朱丸等。养心安神药多为种子类药物，常用药有酸枣仁、柏子仁、远志等，常用方剂和成药有酸枣仁汤、枣仁安神胶囊、柏子养心丸、天王补心丸等。

一、常用实验方法

（一）镇静实验

1. 对动物自主活动的影响

　　（1）抖笼法　小鼠置于悬吊抖笼（直径12cm，高10cm）内，抖笼底部接张力换能器，与BL－420E⁺生物机能实验系统相连。实验时，先将小鼠放入抖笼内适应环境2分钟，记录5分钟正常活动曲线，然后将小鼠取出，给药后放入笼内，记录给药后5分钟、10分钟、20分钟、30分钟、60分钟的活动曲线。观察小鼠活动曲线的频率和振幅变化，评价受试中药的作用。

　　（2）旷场实验法　大鼠旷野箱为100cm×100cm×40cm无盖箱，底部划分为25个等格，沿墙格称外周格，其余为中央格。将大鼠放入正中格，观察2分钟内大鼠穿行次数、站立次数、中央格停留时间。

　　（3）活动记数法　利用小鼠自主活动仪，小鼠在活动区活动时，可引起装置内共振回路周波数改变，通过数字显示自主活动次数。

2. 对动物协调运动的影响（转棒法）　动物在旋转的棒上为保持身体平衡不致跌下，需向转动棒的反方向移动，并保持四肢肌肉协调运动。大鼠转棒直径7.5cm，转速8转/分钟；小鼠转棒直径2.5cm，转速16转/分钟。选择能在棒上至少停留3分钟的动物进行实验。记录给药后动物1分钟内从棒上跌落的百分率，评价其对动物协调性的影响。

3. 对攻击行为影响的实验

（1）痛刺激攻击实验法　将雄性小鼠成对放入药理生理实验多用仪的激怒盒中，把后面板选择开关拨向激怒档，刺激方式选用"连续B"，通电3分钟。记录5分钟内小鼠格斗次数。

（2）隔离性攻击实验法　将雄性小鼠单只饲养在直径15cm的土瓦罐内1个月后，成对放入笼中，记录5分钟内激怒程度，激怒表现记分：

0分：无异常表现；

25分：相互嗅闻，摇尾，偶有攻击对方，但攻击次数不超过3次；

50分：摇尾、吱叫，强烈攻击对方，但攻击次数不超过10次；

75分：除以上表现外还出现相互撕咬，或攻击次数超过10次；

100分：猛烈咬架，打成一团，互咬不放，或将对方咬出血。

（二）催眠实验

1. 对戊巴比妥钠延长睡眠时间的影响　小鼠给予受试中药后，同时腹腔注射阈剂量的戊巴比妥钠（50mg/kg体重），以翻正反射消失为入睡指标，自翻正反射消失至恢复时间为睡眠持续时间，比较睡眠持续时间的长短，判断受试中药与戊巴比妥钠是否有协同作用。

2. 对戊巴比妥钠阈下催眠剂量的影响　小鼠给予受试中药后，同时腹腔注射阈下剂量戊巴比妥钠（30mg/kg体重），以小鼠翻正反射消失1分钟以上为入睡指标，记录入睡动物数，判断受试中药与戊巴比妥钠是否有协同作用。

（三）抗惊厥实验

用电刺激、声刺激或某些化学物质引起实验动物惊厥，通过观察惊厥动物数、死亡动物数、惊厥发生潜伏期、死亡时间等指标评价受试中药的抗惊厥作用。

二、常用动物模型

（一）惊厥动物模型

1. 药物性惊厥模型

（1）戊四唑诱发惊厥模型　小鼠皮下注射0.5%戊四唑溶液85mg/kg体重，或大鼠皮下注射0.5%戊四唑溶液70mg/kg体重，注射30分钟后出现阵挛性惊厥。

（2）印防己毒素诱发惊厥模型　小鼠皮下注射印防己毒素 5mg/kg 体重或腹腔注射 7.5mg/kg 体重，注射 15 分钟后可引起屈曲占优势的阵挛性惊厥。

（3）士的宁诱发惊厥模型　小鼠或大鼠皮下或腹腔注射硝酸士的宁 1.5mg/kg 体重，注射后 10 分钟内即出现强直性惊厥。

（4）硫代氨基脲诱发惊厥模型　小鼠尾静脉注射硫代氨基脲 25mg/kg 体重，注射 30 分钟后即发生惊厥。

（5）咖啡因诱发惊厥模型　小鼠皮下注射苯甲酸钠咖啡因 600mg/kg 体重，注射 30 分钟后可引起全身阵挛性惊厥。

（6）3－巯基丙酸诱发惊厥模型　小鼠皮下注射 3－巯基丙酸 60mg/kg 体重后，小鼠的兴奋性明显增高，表现为活动增加，出现弓背、跳跃和奔跑，继而出现短暂的间歇期，小鼠伏地而卧，呼吸急促，头面部呈呆滞状。随后二次发作，全身强直性惊厥。

（7）荷包牡丹碱诱发惊厥模型　小鼠皮下注射荷包牡丹碱 2.7mg/kg 体重，可诱发小鼠惊厥，表现为行进间竖尾，跳跃，前肢抬起，搔抓样运动，随后出现阵挛性惊厥，倒地 1~2 分钟，再次发作，剧烈奔跑，出现阵挛强直性惊厥。

（8）钴诱发的慢性实验性癫痫模型　大鼠麻醉后固定于立体定位仪上，在前囟后 3mm，正中线右侧，以颅骨钻切除直径约 8mm 的颅骨，并切开硬脑膜，将已消毒的钴粉约 30mg，放在皮层运动区前侧，面积约 10mm^2，安好记录电极，以牙托粉固定，缝合。术后肌肉注射卡那霉素以防感染。2~3 周后，可见置钴对侧肢体发生阵挛，少数动物发生全身性阵挛，第 4~6 周后逐渐减弱或消失。

（9）硫酸亚铁致慢性实验性癫痫模型　家兔麻醉后，在头顶中央切一约 30mm 切口，剥离肌肉和骨膜，找到冠状缝，以十字交叉中央为起点，前开 13mm，旁开（左）2mm，钻一给药微孔，深约 2mm，同时在冠状缝前开和后开各 10mm，左右旁开 3mm 安置大脑皮层记录电极，固定。1 周后脑电图（ECoG）正常后，从给药微孔垂直缓慢（约 1 分钟）注入 2.4% $FeSO_4$ 300μg/kg 体重。多数动物出现自发活动减少，少数则表现向一侧旋转或自发活动增加，2~8 小时后约 85% 动物发生典型的阵挛性惊厥。

2. 最大电休克惊厥模型　将药理生理实验多用仪的鳄鱼夹用生理盐水浸润后，夹住小鼠双耳尖部，给予电刺激，电刺激参数：50Hz，100V，0.3 秒，可引起小鼠后肢强直性惊厥。

（二）高血压模型

1. 遗传性高血压模型　此模型较为接近人类原发性高血压，是同系近系繁殖而培育出的，常用遗传性高血压模型有：

（1）自发性高血压大鼠（SHR）　高血压发生率高，16 周龄时高血压已形成，收缩压 >160mmHg，并且与人类原发性高血压形成机制比较相似。

（2）易卒中性自发性高血压大鼠（SHRsp）　大鼠出生后 6 周血压开始升高，10~15 周龄达 200mmHg，5~6 月龄达高峰（230~250mmHg），7 月龄略下降。雄性 SHRsp

平均寿命 9 个月，雌性为 12 个月。其特点是 100% 发生高血压，80% 发生脑卒中。故可以作为脑卒中研究的理想动物模型。

2. 肾动脉狭窄性高血压模型 雄性大鼠麻醉后，无菌操作下切除右肾，分离左肾动脉，在近主动脉端用银夹缩窄左肾动脉至原直径的 1/3，8 周后血压上升达峰值。

3. 左旋硝基精氨酸诱发高血压大鼠模型 大鼠腹腔注射左旋硝基精氨酸 15mg/kg 体重，每天分两次腹腔注射，连续 3 周，可形成稳定性高血压。

4. 高盐饮食诱导高血压大鼠模型 大鼠饲喂高盐饲料（8% NaCl）或饮用 2% 盐水连续 6 周，血压可明显增高。

5. 内分泌性高血压模型

（1）肾上腺烫伤型高血压模型 大鼠麻醉后，腹部切口，暴露左侧肾上腺，用烧红的钢针灼伤肾上腺皮质部，缝合腹部，1 周后血压开始逐渐升高。

（2）DOC 盐性高血压模型 大鼠麻醉后，腹部正中切口，无菌操作下切除左肾，术后皮下注射醋酸去氧皮质酮（DOC）50mg/kg 体重，每天 1 次，每周给 5 次，连续 5 周，同时饮用 1% 盐水。约 70% 形成持久性高血压，收缩压大于 21.3kPa（160mmHg）。

实验 15 - 1　枣仁安神胶囊对小鼠自主活动的影响

【实验目的】学习小鼠自主活动计数法；观察枣仁安神胶囊的镇静作用。

【实验原理】利用小鼠自主活动仪，小鼠在活动区活动时，可引起装置内共振回路周波数改变，通过数字显示自主活动次数。枣仁安神胶囊具有补心安神功效，用于失眠、头晕、健忘等，有明显的镇静作用。

【实验器材】小鼠自主活动仪，注射器，小鼠灌胃器，天平。

【实验药品】枣仁安神胶囊（0.45g/粒），苦味酸。

【实验动物】KM 小鼠 6 只，清洁级，雄性，18～22g。

【实验方法】

1. 分组与给药 取体重相近的小鼠 6 只，随机分为 2 组，分别为对照组和给药组，每组 3 只，苦味酸标记，天平称重。给药组小鼠灌胃枣仁安神胶囊混悬液 0.58g/kg 体重，给药容量为 0.2mL/10g 体重，对照组灌胃等容量蒸馏水，每天 1 次，连续给药 3 天。

2. 处理与观察 末次给药前 12 小时禁食，末次给药后 40 分钟，将各组小鼠分别放入小鼠自主活动仪中，适应 3 分钟后，记录 15 分钟内小鼠活动次数。实验结束后，综合全实验室数据，进行统计分析。

【实验结果】将实验结果填入记录表。

表 15 – 1　枣仁安神胶囊对小鼠自主活动的影响

组别	动物编号	给药剂量（g/kg 体重）	15 分钟自主活动次数（次）
对照组	1		
	2		
	3		
给药组	1		
	2		
	3		

【注意事项】

1. 注意保持实验环境的安静。

2. 实验过程中第一只小鼠测试完毕后，应把活动计数盒擦拭干净、尽量去除气味后再放入第二只小鼠。

实验 15 – 2　天王补心丸对戊巴比妥钠睡眠时间的影响

【实验目的】学习催眠实验方法；观察天王补心丸与戊巴比妥钠的协同作用。

【实验原理】戊巴比妥钠为中枢抑制药，其阈剂量能产生镇静催眠作用，使小鼠翻正反射消失。镇静药能明显协同其作用，延长小鼠睡眠时间。天王补心丸具有滋阴养血、补心安神功效，主要用于阴虚血少、神志不安证，具有一定的镇静作用。

【实验器材】注射器，小鼠灌胃器，秒表，天平。

【实验药品】天王补心丸（9g/丸），0.5% 戊巴比妥钠，苦味酸。

【实验动物】KM 小鼠 6 只，清洁级，雄性，体重 18 ~ 22g。

【实验方法】

1. 分组与给药　取禁食 12 小时体重相近的小鼠 6 只，随机分为 2 组，分别为对照组和给药组，每组 3 只，苦味酸标记，天平称重。给药组小鼠灌胃天王补心丸混悬液 6g/kg 体重，给药容量为 0.2mL/10g 体重，对照组灌胃等容量蒸馏水。

2. 处理与观察　给药 40 分钟后，腹腔注射戊巴比妥钠 50mg/kg 体重。以翻正反射消失为入睡指标，自翻正反射消失至恢复时间为睡眠持续时间，记录各组小鼠睡眠持续时间。实验结束后，综合全实验室数据，进行统计分析。

【实验结果】将实验结果填入记录表。

表 15 –2　天王补心丸对戊巴比妥钠睡眠时间的影响

组别	动物编号	给药剂量（g/kg 体重）	睡眠持续时间（分钟）
对照组	1		
	2		
	3		
给药组	1		
	2		
	3		

【注意事项】

1. 戊巴比妥钠应临用前配制。
2. 戊巴比妥钠阈剂量应提前通过预试验摸索。

实验 15 –3　柏子养心丸的抗惊厥作用（最大电休克法）

【实验目的】 学习电流刺激引起动物惊厥的实验方法；观察柏子养心丸的抗惊厥作用。

【实验原理】 给予一定强度的电刺激可引起动物惊厥。柏子养心丸具有补气、养血、安神等功效，用于心气虚寒、心悸易惊、失眠多梦、健忘等，具有一定的抗惊厥作用。

【实验器材】 小鼠灌胃器，注射器，YSD –4 型药理生理实验多用仪，天平。

【实验药品】 柏子养心丸（0.1g/粒），苦味酸。

【实验动物】 KM 小鼠 6 只，清洁级，雄性，体重 18～22g。

【实验方法】

1. 分组与给药　取体重相近的小鼠 6 只，随机分为 2 组，分别为对照组和给药组，每组 3 只，苦味酸标记，天平称重。给药组小鼠灌胃柏子养心丸混悬液 3.0g/kg 体重，给药容量为 0.2mL/10g 体重，对照组灌胃等容量蒸馏水，每天 1 次，连续给药 3 天。

2. 处理与观察　末次给药前 12 小时禁食，末次给药后 40 分钟，采用药理生理实验多用仪刺激小鼠，刺激方式为"单次"，电刺激参数：50Hz，100V，0.3 秒，面板上的开关拨向"电惊厥"。将输出线上的鳄鱼夹以生理盐水润湿后分别夹于小鼠两耳尖部，然后通电，给予电刺激，使小鼠发生典型的前肢屈曲、后肢伸直的强直性惊厥。记录各组小鼠出现强直性惊厥情况。实验结束后，汇总全实验室结果，进行统计分析。

【实验结果】 将实验结果填入记录表。

表 15 - 3　柏子养心丸的抗惊厥作用

组别	动物编号	给药剂量（g/kg 体重）	惊厥情况
对照组	1 2 3		
给药组	1 2 3		

【注意事项】

1. 实验前应对小鼠进行筛选，反应过强或无反应者均弃去。

2. 观察指标应以强直性惊厥为标准。

实验 15 - 4　天麻钩藤颗粒对士的宁致小鼠惊厥的影响

【实验目的】　学习士的宁致小鼠惊厥的实验方法；观察天麻钩藤颗粒的抗惊厥作用。

【实验原理】　士的宁为中枢兴奋药，过量可兴奋中枢神经系统，表现为强烈的阵挛性惊厥，继而演变为强直性惊厥。天麻钩藤颗粒具有平肝息风、清热活血、补益肝肾功效，用于肝经有热、肝阳偏亢、头痛头胀、耳鸣目眩、少寐多梦，或半身不遂、口眼㖞斜、舌红、脉弦数等症，具有明显的抗惊厥作用。

【实验器材】　小鼠灌胃器，注射器，天平。

【实验药品】　天麻钩藤颗粒（10g/袋），0.1% 硝酸士的宁注射液，苦味酸。

【实验动物】　KM 小鼠 6 只，清洁级，雄性，体重 18 ~ 22g。

【实验方法】

1. 分组与给药　取体重相近的小鼠 6 只，随机分为 2 组，分别为对照组和给药组，每组 3 只，苦味酸标记，天平称重。给药组小鼠灌胃天麻钩藤颗粒混悬液 8g/kg 体重，给药容量为 0.2mL/10g 体重，对照组灌胃等容量蒸馏水，每天 1 次，连续给药 3 天。

2. 处理与观察　末次给药前 12 小时禁食，末次给药后 40 分钟，各组小鼠分别腹腔注射 0.1% 硝酸士的宁 1.5mg/kg 体重，观察小鼠出现惊厥情况，并记录各组小鼠惊厥的潜伏期（注射士的宁至出现惊厥的时间）。实验结束后，汇总全实验室结果，进行统计分析。

【实验结果】　将实验结填入记录表。

表 15 – 4　天麻钩藤颗粒的抗惊厥作用

组别	动物编号	给药剂量（g/kg 体重）	惊厥潜伏期（分钟）	惊厥情况
对照组	1			
	2			
	3			
给药组	1			
	2			
	3			

【注意事项】

1. 温度会影响惊厥的发生率，实验时环境温度应控制在 20 ~ 24℃ 。

2. 实验应保证小鼠腹腔注射剂量的准确。

实验 15 – 5　天麻钩藤颗粒对戊四唑致小鼠惊厥的影响

【实验目的】学习戊四唑致小鼠惊厥的实验方法；观察天麻钩藤颗粒的抗惊厥作用。

【实验原理】戊四唑作用于脑干及大脑，使兴奋性突触的易化过程增强，引起惊厥发作。天麻钩藤颗粒具有平肝息风，清热活血，补益肝肾功效，用于肝经有热，肝阳偏亢，头痛头胀，耳鸣目眩，少寐多梦；或半身不遂，口眼㖞斜，舌红，脉弦数等症，具有明显的抗惊厥作用。

【实验器材】小鼠灌胃器，注射器，天平。

【实验药品】天麻钩藤颗粒（10g/袋），0.5% 戊四唑溶液，苦味酸。

【实验动物】KM 小鼠 6 只，清洁级，雄性，体重 18 ~ 22g。

【实验方法】

1. 分组与给药　取体重相近的小鼠 6 只，随机分为 2 组，分别为对照组和给药组，每组 3 只，苦味酸标记，天平称重。给药组小鼠灌胃天麻钩藤颗粒混悬液 8g/kg 体重，给药容量为 0.2mL/10g 体重，对照组灌胃等容量蒸馏水，每天 1 次，连续给药 3 天。

2. 处理与观察　末次给药前 12 小时禁食，末次给药后 40 分钟，各组小鼠分别腹腔注射戊四唑 85mg/kg 体重，观察小鼠出现惊厥情况，并记录各组小鼠惊厥的潜伏期（注射戊四唑至出现惊厥的时间）。实验结束后，汇总全实验室结果，进行统计分析。

【实验结果】将实验结果填入记录表。

表 15 – 5　天麻钩藤颗粒的抗惊厥作用

组别	动物编号	给药剂量（g/kg 体重）	惊厥潜伏期（分钟）	惊厥情况
对照组	1			
	2			
	3			
给药组	1			
	2			
	3			

【注意事项】

1. 温度会影响惊厥的发生率，实验时环境温度应控制在 20～24℃。

2. 实验应保证小鼠腹腔注射剂量的准确。

实验 15 – 6　牛黄降压丸对硝基精氨酸致高血压大鼠的影响

【实验目的】学习硝基精氨酸致大鼠高血压模型的实验方法；观察牛黄降压丸的降压作用。

【实验原理】左旋硝基精氨酸（L – NNA）为人工合成的血管内皮细胞舒张因子（NO）的竞争性拮抗剂，可诱导大鼠产生持续性高血压。牛黄降压丸为临床常用降压药，具有清心化痰，镇静降压功效。本实验通过大鼠无创测压系统观察牛黄降压丸的降压作用。

【实验器材】BP – 6 动物无创血压测试系统，大鼠固定筒，注射器，大鼠灌胃器，天平。

【实验药品】牛黄降压丸（1.6g/丸），左旋硝基精氨酸，0.9% 生理盐水，苦味酸。

【实验动物】SD 或 Wistar 大鼠 9 只，清洁级，雄性，体重 180～220g。

【实验方法】

1. 分组与给药　取禁食 12 小时体重相近的大鼠 9 只，随机分为 3 组，分别为正常组、模型组和给药组，每组 3 只，苦味酸标记，天平称重。

2. 处理与观察　用测压仪测大鼠正常血压，并记录。模型组和给药组大鼠腹腔注射左旋硝基精氨酸 15mg/kg 体重，每天分两次腹腔注射，连续 2 周；正常组大鼠腹腔注射等容量生理盐水。造模同时，给药组大鼠每日灌服牛黄降压丸混悬液 0.6g/kg 体重，给药容量为 1mL/100g 体重，正常组和模型组灌胃等容量蒸馏水，连续 14 天。每隔 7 天测量血压一次，并记录。实验结束后，汇总全实验室结果，进行统计分析。

【实验结果】将实验结果填入记录表。

表 15 – 6 牛黄降压丸对硝基精氨酸致高血压大鼠模型的血压的影响

组别	动物编号	正常血压（mmHg）	给药后血压（mmHg）	
			第 7 天	第 14 天
正常组	1			
	2			
	3			
模型组	1			
	2			
	3			
给药组	1			
	2			
	3			

【注意事项】

1. 测压时环境必须安静，否则影响测压结果。

2. 大鼠固定筒要适合鼠身大小，以防大鼠挣扎，影响测试结果。

>> 参 考 文 献

[1] 赵丹阳. 安痫宁冲剂对士的宁所致小鼠惊厥的影响 [J]. 海峡药学，2003，
    15（1）：23.

[2] 赵连红. 酸枣仁中生物碱抗惊厥作用的实验研究 [J]. 天津药学，2007，19
    （1）：4 – 5.

[3] 徐叔云，陈修，卞如濂. 药理实验方法学 [M]. 3 版. 北京：人民卫生出版
    社，2002：801 – 876.

[4] 陈奇. 中药药理研究方法学 [M]. 北京：人民卫生出版社，1993：
    659 – 700.

[5] 李仪奎. 中药药理实验方法学 [M]. 上海：上海科学技术出版社，1991：
    327 – 348.

[6] 李仪奎. 中药药理实验方法学 [M]. 上海：上海科学技术出版社，1991：
    217 – 240.

第十六章　补虚药实验

　　补虚药是指能补充物质，增强机能，提高机体抗病能力，消除虚弱等证候的中药，又称补益药或补养药。补虚药多甘味，有补虚扶弱功效，能纠正人体气血阴阳虚衰，可主治各种虚证。现代药理研究证实，补虚药具有调节机体免疫功能，抗应激，调节神经－内分泌功能，调节消化系统、心血管系统和神经系统，促进新陈代谢，延缓衰老等作用。

　　补虚药根据其药性和功效主治的不同，可分为补气药、补血药、补阳药及补阴药四类。其中补气药、补血药、补阳药主要适用于虚寒证，其药性多偏温；补阴药主要适用于虚热证，其药性多偏寒凉。常用中药有党参、人参、黄芪、白术、山药、西洋参、甘草、当归、熟地黄、何首乌、白芍、阿胶、枸杞子、麦冬、淫羊藿、冬虫夏草、肉苁蓉、狗脊等，常用补虚方剂与成药有当归补血汤、四物汤、四君子汤、生脉饮、参苓白术散、参麦注射液、消渴丸、六味地黄丸、知柏地黄丸、杞菊地黄丸、补中益气丸、右归丸、复方阿胶浆、归脾丸等。

一、常用实验方法

（一）对免疫功能的检测

1. 影响非特异性免疫功能的实验方法

　　（1）免疫器官重量法　　机体的主要免疫器官为胸腺和脾脏，免疫抑制剂可使胸腺和脾脏萎缩，免疫增强剂可使胸腺和脾脏重量增加，可以通过胸腺、脾脏重量，初步观察受试中药对免疫功能的影响。实验常用幼年小鼠，处死后剖取脾脏、胸腺，分析天平称重，脏器重量以 mg/10g 体重表示。

　　（2）单核吞噬细胞功能测定法

　　①小鼠碳粒廓清法：印度墨汁、中华墨汁等一些颗粒异物经静脉注入小鼠血循环后，迅速被单核吞噬细胞所清除，从血流中消除的速率可反映单核吞噬细胞的吞噬功能。实验时，将印度墨汁用生理盐水稀释 1～5 倍，小鼠尾静脉注射稀释的印度墨汁 0.1mL/10g 体重，分别在 1 分钟及 5 分钟两个时间点，自小鼠眶后静脉丛取血 25μL，置于 0.1% Na_2CO_3 溶液 2mL 中，用 722 型分光光度计于 680nm 处测定吸光度（OD）值，按下式计算吞噬指数 K 及吞噬系数 α。

$$K = \frac{\lg OD_1 - \lg OD_2}{t_2 - t_1}$$

$$\alpha = \frac{\sqrt[3]{K} \times \text{体重 (g)}}{\text{肝重 (g) + 脾重 (g)}}$$

注：OD_1、OD_2 为不同时间点所取血样的吸光度，$t_2 - t_1$ 为取量血样的时间差。

②腹腔巨噬细胞功能检测法：鸡红细胞注入动物腹腔后，可被动物腹腔巨噬细胞系统吞噬处理。实验时小鼠腹腔注射 5% 鸡红细胞悬液 0.5mL/只，10 小时后处死小鼠，剪开腹部皮肤，腹腔注射生理盐水 2.5mL，轻揉小鼠腹部后，吸取腹腔冲洗液，滴片，晾干，丙酮 – 甲醇液（1:1）固定，Giemas – Wright 染色，油镜下计数 200 个巨噬细胞，按下式计算吞噬百分率和吞噬指数。

$$\text{吞噬百分率（\%）} = \frac{\text{吞噬鸡红细胞的巨噬细胞数}}{200 \text{ 个巨噬细胞数}} \times 100\%$$

$$\text{吞噬指数} = \frac{\text{被吞噬的鸡红细胞总数}}{200 \text{ 个巨噬细胞}}$$

（3）NK 细胞活性检测法　实验常用小鼠，小鼠脾脏中的 NK 细胞与其敏感的靶细胞（L929 细胞）共同孵育，L929 细胞具有摄取中性红染料能力，NK 细胞杀伤敏感靶细胞后，活细胞摄取中性红的量减少，其摄取量可以通过酶标仪检测，从而反映 NK 细胞的细胞毒活性。处死小鼠，制备脾细胞悬液，调整细胞浓度为 1×10^7 个/mL；传代培养 L929 细胞，制备靶细胞悬液，调整细胞浓度至 2×10^5 个/mL；将靶细胞悬液加入 96 孔平底培养板中 0.1mL/孔，37℃培养 1 小时，使靶细胞贴壁成一单层细胞，再向每孔加入 0.1mL NK 细胞，靶细胞对照孔加完全 1640 液 0.1mL，37℃培养 20 小时，倾去上清液，用生理盐水洗去效应细胞及被杀死而脱落下来的靶细胞，用滤纸吸干孔内水分后，在每孔注入 0.1% 中性红 0.1mL 染色，37℃培养 30 分钟，弃去染液，用生理盐水洗涤 3 遍，每孔加入 0.1mL 细胞溶解色液，摇匀，用酶标仪于 492nm 处测定吸光度（OD）值，OD 值越低，说明 L929 活细胞数减少，则 NK 细胞活性越强。

2. 影响特异性免疫功能的实验方法

（1）血清溶血素抗体测定　用绵羊红细胞免疫动物，则产生抗绵羊红细胞抗体——溶血素（IgM），可产生溶血反应。致敏动物血清中溶血素的含量可通过体外与绵羊红细胞一起温育时，在补体参与下，绵羊红细胞裂解释放血红蛋白来反映，从而判断致敏动物体液免疫功能。实验常用小鼠，小鼠腹腔注射 3:5（V/V）稀释的绵羊红细胞悬液 0.2mL/只进行免疫。免疫 4 天后取血，分离血清，用生理盐水做 500 倍稀释，取稀释后的血清 1mL 放入离心管中，加入 10% 绵羊红细胞液悬液 0.5mL，置冰浴中，然后加入 1:10 稀释的豚鼠血清稀释液 1mL，混匀后 37℃保温 10 分钟，离心。取上清液 1mL，加都氏试剂 3mL 置试管中，混匀后放置 10 分钟，于 540nm 处测吸光度（OD）值。按下列公式计算半数溶血值 HC_{50}。

$$HC_{50} = \frac{\text{吸光度（}OD\text{）值}}{\text{绵羊红细胞半数溶血时吸光度（}OD\text{）值}} \times \text{稀释倍数}$$

绵羊红细胞半数溶血时的吸光度（*OD*）值：取 0.25mL 绵羊红细胞悬液（每毫升 20 亿个 SRBC），用都氏试剂稀释至 4mL，摇匀，放置 10 分钟，离心，取上清液于 540nm 处测吸光度（*OD*）值。

（2）迟发型超敏反应法（DTH）　当一定的致敏原如二硝基氯苯（DNCB）或二硝基氟苯（DNFB）与动物皮肤接触后，可刺激 T 淋巴细胞转化、增殖至致敏淋巴细胞，经过一定时间（4～7 天），再接触抗原，则局部会产生 DTH 反应，引起肿胀，可根据肿胀度评价 T 细胞免疫功能。将小鼠腹部脱毛，面积约 3cm×3cm，均匀涂抹 1% DNFB 丙酮麻油溶液 50μL 致敏，5 天后，将 1% DNFB 丙酮麻油溶液 10μL 均匀涂于小鼠左耳两面，进行攻击，右耳作对照。24 小时后，处死小鼠，剪下左右耳壳，用 8mm 直径的打孔器取下耳片，称重，以左右耳片重量之差为肿胀度。

（3）T 淋巴细胞转化增殖实验（MTT 法）　MTT 进入细胞后作为反应底物，被氧化形成蓝色的甲臜，沉积于细胞内或周围，测量甲臜的量，间接反映细胞的增殖水平。常规制备小鼠脾细胞悬液，调整细胞浓度为 1×10^7 个/mL。取 100μL 加入 96 孔细胞培养板内，加入含不同浓度 ConA 的 RPMI - 1640 培养液 100μL，37℃培养 72 小时后，吸弃上清 100μL，每孔加入 MTT 溶液 50μL，MTT 浓度为 1mg/mL，继续培养 2 小时。取出培养板，离心 5 分钟，弃去上清液，每孔加入 DMSO100μL，于振荡器上充分振荡 30 秒，静止 20 分钟后，用酶标仪于 560nm 波长下测吸光度（*OD*）值。

（4）T 淋巴细胞转化增殖实验（^3H - TdR 掺入法）　T 淋巴细胞受丝裂原 PHA 或 ConA 刺激发生一系列增殖过程，细胞 DNA 合成大量增加。将 ^3H - TdR 加入培养液中，即被作为合成 DNA 的原料摄入增殖细胞内。通过测定细胞内掺入 DNA 的 ^3H - TdR 的放射性相对数量，反映 T 淋巴细胞增殖情况。小鼠处死，取出脾脏，在含 5% 小牛血清的汉氏液中，用两片载玻片将其碾碎，尼龙布滤过，制成单个脾细胞悬液，调整细胞浓度为 1×10^7 个/mL。向 96 孔平底塑料培养板每孔分别加入不同浓度受试中药溶液 100μL、脾细胞悬液 60μL 及 10μg/mL 的 ConA 40μL，使每孔最终体积为 200μL，5% CO_2 培养箱中 37℃培养 72 小时，在终止培养前 6 小时，在培养板每孔内加入 5.55×10^5 Bq/mL 的 ^3H - TdR 20μL，继续培养。培养结束，将各孔内细胞分别吸于玻璃纤维滤膜上，用蒸馏水洗涤 10 次，60℃干燥 30 分钟，取下滤片，放入含有 5mL 闪烁液的闪烁瓶中，避光过夜。次日，用液体闪烁计数仪测量放射强度（单位为 cpm 表示）。

$$淋巴细胞转化指数 = \frac{实验组}{对照组}$$

（二）抗应激实验

1. 耐缺氧实验　缺氧对机体是一种不良刺激，影响机体各种代谢，最终导致机体的心脑等重要器官缺氧而死亡。通过观察不同的缺氧情况下动物的存活时间，评价受试中药的抗应激作用。

（1）常压缺氧实验　将小鼠单个放入装有钠石灰的 250mL 广口瓶内，瓶盖周围涂以凡士林盖严，观察小鼠缺氧存活时间。

（2）减压缺氧实验　将小鼠放入与抽气泵相连的玻璃干燥器内，容器底部放钠石灰，容器边缘涂抹凡士林，保证密封。开动抽气泵，观察 60 分钟内小鼠存活时间。

（3）脑循环障碍性缺氧实验　小鼠麻醉后，切开颈部皮肤，分离双侧颈总动脉，结扎后观察小鼠存活时间。

（4）化学物质所致缺氧实验　小鼠腹腔注射氰化钾 10mg/kg 体重或亚硝酸钠 200mg/kg 体重，注射后观察小鼠存活时间。

2. 游泳实验　将小鼠置于水深 20cm 的玻璃缸中游泳，从放入水中开始计时，以小鼠沉入水下 10 秒不能上浮为终点，为小鼠的游泳时间。根据水温不同，可分为常温游泳(25℃ ±1℃)，低温游泳（0~5℃），高温游泳（39~45℃）。

3. 耐低温实验　将小鼠放入 –5℃ 冰箱内，通过观察 60 分钟的动物死亡数，观察受试中药对冷环境形成的应激反应的保护作用。

4. 耐高温实验　将小鼠放入 45℃ ±1℃ 的恒温箱内，通过观察 60 分钟的动物死亡数，观察受试中药对热环境形成的应激反应的保护作用。

（三）对内分泌系统功能的检测

1. 垂体 – 肾上腺皮质系统功能的检测

（1）大鼠胸腺退化实验　糖皮质激素可促进肝外组织蛋白质分解，引起淋巴组织（胸腺、脾脏、淋巴结）萎缩。实验用幼年大鼠，连续给药 5~10 天，末次给药 40 分钟后处死，取胸腺称重，计算胸腺指数（mg/100g 体重）。通过胸腺指数变化反应胸腺萎缩退化程度，观察受试中药的类皮质激素样作用。

（2）肝糖原沉积作用实验　肾上腺皮质激素参与机体的物质代谢，能够增高肝糖原。实验常采用去肾上腺的大鼠或小鼠，测定给药后肝脏肝糖原的含量，观察受试中药是否具有肾上腺激素样作用。

（3）小鼠嗜酸性粒细胞测定实验　肾上腺皮质功能不全常引起嗜酸性粒细胞、淋巴细胞增多。实验选用成熟小鼠，切除肾上腺，同时饮用生理盐水。三天后尾部采血，检测给药前嗜酸性粒细胞数。给药 2~10 天后再次采血计数，比较嗜酸性粒细胞下降的百分率。

（4）大鼠生存和生长影响实验　大鼠切除肾上腺后，将导致水盐平衡严重紊乱而死亡。观察大鼠切除肾上腺后 10 天、25 天、50 天、75 天和 100 天时的生存数。或将切除肾上腺大鼠放置于 4~7℃ 环境中，同时禁食禁水，每隔 30 分钟观察大鼠死亡情况，直至动物全部死亡。

（5）潴钠实验　切除大鼠双侧肾上腺，饮用生理盐水。2 天后每天腹腔注射 5mL 生理盐水，喂饲无盐饲料和蒸馏水。术后第 4 天，灌胃 5mL 蒸馏水，将膀胱尿液排空，置代谢笼中，收集 5 小时尿液，记录尿量，并计算 5 小时排钠量。

2. 垂体 – 性腺系统功能的检测

（1）子宫重量法　雌激素可影响 DNA 和 RNA 的合成，使靶组织蛋白质合成增加，细胞分裂加速，因而子宫重量指数（子宫重量/100g 体重）与雌激素有关。采用未成熟的健康幼年雌性小鼠，连续给予受试中药几天后处死，取子宫称重，计算子宫重量指数（子宫重量/100g 体重），可判断受试中药是否具有雌激素样作用。

（2）阴道上皮角化法　雌性大鼠或雌性小鼠的动情周期，可从阴道涂片中进行观察测定。雌激素能使未成熟或摘除卵巢的雌性动物呈现动情期，阴道涂片出现大量角化上皮细胞。实验取未成熟或摘除卵巢的雌性大鼠或小鼠连续给予受试中药几天，每日阴道涂片检查，观察是否出现较多角化上皮细胞。

（3）精液囊、前列腺重量法　雄激素的主要作用是刺激雄性附性器官的发育，并维持其成熟状态。将雄性幼年小鼠切除两侧睾丸，连续给予受试中药几天后，将小鼠处死，取精液囊和前列腺称重，判断药物的雄激素样作用。

3. 垂体 – 甲状腺系统功能的检测

（1）耗氧量测定　甲状腺激素能促进机体许多组织细胞的氧化过程，增加耗氧量和产热量，使机体基础代谢率增高。将小鼠放入装有钠石灰的干燥器内，密封装置，通入 O_2。小鼠吸入 O_2 呼出 CO_2，而 CO_2 被钠石灰吸收，装置内气体容积减少，检测 30 分钟内小鼠耗氧量。

（2）体重减轻实验　甲状腺激素能促进机体代谢过程，使组织中糖、脂肪和蛋白质的分解代谢皆增强，使动物消瘦、体重减轻。动物连续给予受试中药 7～14 天，最后 3 天称重，计算每只动物体重降低百分数或体重增长百分数。

（3）降低胆固醇实验　甲状腺激素能加速胆固醇转变为胆酸，并加速血浆低密度脂蛋白的转换，从而使血浆胆固醇水平降低。实验选择大鼠，分别测定给药前后血清胆固醇含量，观察受试中药是否具有类甲状腺激素作用。

4. 糖耐量测定　给动物不同的糖负荷（葡萄糖、蔗糖、淀粉）后，动态测定血糖变化。大鼠禁食 12 小时后，采血作为"0"时血糖值，灌胃给予葡萄糖溶液 2.5g/kg 体重，于给葡萄糖溶液后 30 分钟、60 分钟、120 分钟测血糖值。以血糖浓度为纵坐标，时间为横坐标绘制血中葡萄糖时量曲线。计算血糖曲线下面积（AUC）。

$$AUC = \frac{1}{2}A + B + C + \frac{1}{2}D$$

（A、B、C、D 分别为 0 分钟、30 分钟、60 分钟、120 分钟血糖值。）

（四）学习记忆能力的测定方法

1. 跳台法　跳台仪底部铺以铜栅，通 36mV 电流，内放置一个绝缘的跳台。当小鼠在训练时，触电后跳上跳台可逃避电击，因而获得记忆。训练时将小鼠分别放入跳台仪内，先适应环境 3 分钟，然后通电，小鼠受电击后，多数跳上跳台，逃避电击。跳下时以小鼠双足同时接触铜栅为触电，视为错误反应。训练 5 分钟，记录 5 分钟内触电次数，24 小时后重新测试，观察其记忆情况。实验也可选用大鼠。

2. 避暗法　利用小鼠喜好钻黑洞的习性，设计明、暗相连的两箱，两箱间隔板底部留一孔洞。小鼠放入明箱后，立即会通过孔洞钻入暗箱。暗箱底部铺设带电铜栅，小鼠一钻入暗箱立即受到电击，而返回明箱，从而获得记忆。将小鼠面部背向洞口放入明室，同时启动计时器，记录小鼠自放入明箱到进入暗室遇到电击所需的时间，即为潜伏期，并记录 5 分钟内进入暗箱的错误次数。24 小时后重新测试，观察其记忆情况。

3. 水迷宫法 常用 Morris 水迷宫法，实验装置主要由游泳池和视频跟踪分析系统组成，可实时跟踪小鼠运动轨迹。实验时保持水温 24～26℃，放入少许白色水粉颜料，混匀。将头部染黑的大鼠放入无平台的游泳池中自由游泳 120 秒。次日，任选其中一象限角平分线且距池壁 1/3 的地方放置平台，大鼠从无平台的入水点面壁放入水中，观察记录大鼠寻找并爬上平台的路线图，记录其 120 秒内找到平台的时间作为潜伏期。

二、疾病动物模型

（一）应激动物模型

1. 冷应激小鼠模型 小鼠每日在深 20cm、5℃水中游泳 5 分钟，连续 7 日。

2. 热应激大鼠模型 大鼠每日在 42℃水中游泳 5 分钟，连续 7 日。

3. 游泳和电刺激致大鼠应激模型 大鼠每日在 20～22℃的水中游泳 30 分钟，每日定点饮食 2 次，每次 1 小时，并于进食时予以不定时电刺激 4 次，每次 3 分钟，连续 3 周。

（二）记忆障碍动物模型

1. 化学药物诱导的记忆障碍模型

（1）记忆获得障碍模型 在训练前给小鼠腹腔注射樟柳碱 10mg/kg 体重；或腹腔注射氢溴酸东莨菪碱 2mg/kg 体重造成记忆获得障碍模型。

（2）记忆巩固障碍模型 在训练后立即给小鼠皮下注射亚硝酸钠水溶液 120mg/kg 体重；或皮下注射环己酰亚胺溶液 120mg/kg 体重，造成小鼠记忆巩固障碍模型。

（3）记忆再现障碍模型 在测试前给小鼠灌胃 40% 乙醇 0.1mL/10g 体重，造成动物记忆再现障碍模型。

2. 脑部缺血致记忆障碍模型

（1）双侧颈总动脉永久结扎性大鼠模型 大鼠麻醉后，仰位固定，切开颈部皮肤，结扎双侧颈总动脉，缝合切口，术后 3 个月左右形成记忆障碍模型。

（2）小鼠脑缺血再灌注致记忆障碍 小鼠麻醉后仰位固定，切开颈部皮肤，分离双侧颈总动脉，距尾尖约 1cm 处断尾放血约 0.5mL，立即夹闭双侧颈总动脉，15 分钟后放开血流，再灌注 10 分钟，再次夹闭双侧颈总动脉 15 分钟，缝合皮肤，术后小鼠可出现明显的学习记忆障碍。

（三）糖尿病动物模型

1. 链脲霉素致大鼠糖尿病模型 将链脲霉素溶于 0.1mol/L 柠檬酸缓冲液中（pH4.5），给大鼠腹腔注射 60mg/kg 体重，72 小时后血糖可升高至 11.1mmol/L。

2. 四氧嘧啶致小鼠糖尿病模型　给动物注射四氧嘧啶，72 小时后血糖值可升高 11.1mmol/L 以上。动物的敏感性和给药途径不同，剂量有所差别，可参考表 16 - 1。

表 16 - 1　四氧嘧啶参考剂量

动物	剂量（mg/kg 体重）	给药途径
犬	50 ~ 75	静脉注射
家兔	100 ~ 150	静脉注射
大鼠	150 ~ 200	静脉注射
大鼠	45 ~ 60	静脉注射
小鼠	200	静脉注射
小鼠	85 ~ 100	静脉注射

3. 肾上腺素高血糖模型　肾上腺素促进肝脏及肌肉糖原分解，肌肉中糖酵解生成的乳酸增多，经三羧酸循环糖异生增快，从而使血糖升高。大鼠皮下注射 0.1% 肾上腺素 0.2mL/kg 体重，90 分钟后大鼠血糖升高。

（四）衰老动物模型

1. D - 半乳糖致小鼠衰老模型　小鼠每日腹腔注射 D - 半乳糖 100mg/kg 体重，连续 30 天，可出现记忆力减退，免疫器官退化等现象。

2. 臭氧衰老模型　小鼠置于 O_3 箱内，浓度为 1.9mg/m³，连续 4 周后，可造成小鼠衰老模型。

三、虚证动物模型

（一）阳虚动物模型

1. 小鼠糖皮质激素阳虚模型　小鼠肌肉注射氢化可的松 1.25mg/只，每日 1 次，连续 8 日。小鼠出现体重减轻，体温下降，活动减少，反应迟钝，肢尾冷，卷曲拱背，毛松等"形寒肢冷"等表现。

2. 羟基脲致小鼠阳虚模型　给小鼠灌胃羟基脲 7.5mg/只，每日 1 次，连续 7 ~ 15 天，小鼠可出现消瘦，弓背蜷缩，活动迟缓，体毛枯疏甚至成片状脱毛，尾发凉，眼睛不开等阳虚症状。

3. 腺嘌呤致大鼠肾阳虚模型　将腺嘌呤粉掺入普通基础饲料中，配成 0.5% 含药饲料，使腺嘌呤摄入量为每日约 350mg/kg 体重，30 天后动物出现体重下降，体温降低，弓背蜷缩，反应迟缓等变化。

4. 大鼠甲状腺机能低下阳虚模型　大鼠灌胃 0.1% 丙基硫氧嘧啶溶液 10mg/kg 体重，每日 1 次，连续 2 周后，隔日灌胃给药 1 次，连续 4 周。

（二）阴虚动物模型

1. 糖皮质激素阴虚模型

（1）氢化可的松致小鼠阴虚模型　小鼠灌胃氢化可的松 1mg/只，每日 1 次，连续 4~5 天。

（2）氢化可的松致大鼠阴虚模型　雄性大鼠每日 17 时灌胃氢化可的松 50mg/kg 体重，连续 4 天。

（3）皮质酮致大鼠阴虚模型　雄性大鼠肌注皮质酮 1.25mg/只，每日 1 次，连续 6 天，大鼠可出现好动易怒，被毛凌乱、光泽差，尾色潮红，活动次数、饮水量增加等现象。

2. 小鼠甲状腺机能亢进阴虚模型　给小鼠灌胃三碘甲状腺氨酸钠 0.9mg/kg 体重，连续 5 天，出现体重下降，肛温升高，烦躁不安，心率加快等变化。

3. 热性中药致阴虚模型　依据中医"火灼津液，营阴暗耗"，造成小鼠阴虚模型。将制附子、干姜、肉桂按 1:1:1 制成 1g 生药/mL 水煎液，给小鼠灌服 20mL/10g 体重，连续 30 天。

（三）气虚动物模型

1. 过劳致大鼠气虚模型

（1）单纯疲劳法致大鼠气虚模型　大鼠每天放入恒温水槽（43℃ ± 0.5℃，深 35cm）中游泳，自然沉降时从水槽中取出，50%~60% 大鼠出现自然沉降时全部取出，连续 14 天。

（2）疲劳加饮食失节法致小鼠气虚模型　采取复合因素，控制饲料每日 75g/kg 体重；每日负重 5% 游泳 10 分钟；实验 20 天后灌服 0.1% 心得安溶液 0.5 mL/只，连续 4 天；实验第 23 天腹腔注射 5U/mL 垂体后叶素 0.2 mL/只。

（3）疲劳加饮食失节法致大鼠气虚模型　每天 20~22℃游泳 15 分钟，同时给予正常组饮食量的 80%，隔天给正常组饮食量的 160%，连续 12 天。

（4）疲劳加泻下法致大鼠气虚模型　大鼠每日灌胃 50% 番泻叶煎液 4mL，并游泳 10 分钟，连续 21 天。

2. 限食法小鼠气虚模型　根据"饥则损气"的中医理论，通过限制小鼠食量，制成小鼠气虚模型。取成年小鼠，控制饲料量（每日 100g/kg 体重），连续 7 天后出现体重下降，精神萎靡，皮毛枯槁易脱落，尾巴无光泽，四肢无力，耐寒力下降等虚弱症状。

3. 化疗药物致大鼠气虚模型

（1）阿霉素致大鼠气虚模型　大鼠尾静脉注射阿霉素 8mg/kg 体重，连续 4 天。

（2）秋水仙碱致大鼠气虚模型　大鼠每日灌胃秋水仙碱水溶液 1.2mg/kg 体重，连续 25 天。

（3）嘌呤霉素致大鼠气虚模型　大鼠腹腔注射1%嘌呤霉素10mg/kg体重，连续1周。大鼠可出现微小病变型肾病气虚证模型。

（四）血虚动物模型

1. 失血性血虚动物模型　用75%酒精擦拭鼠尾或用温水浸泡鼠尾，使之充血，剪去小鼠尾端0.25cm～0.3cm，使小鼠失血0.5mL，24小时后可造成小鼠血液中红细胞数减少及血红蛋白含量降低。

2. 溶血性血虚动物模型　①大鼠皮下注射2%乙酰苯肼生理盐水溶液，第一次给药剂量200mg/kg体重，第二次在实验的第4天，给药剂量100mg/kg体重，第三次在实验的第7天，给药剂量为100mg/kg体重，三次注射后观察。②大鼠一次性皮下注射2%乙酰苯肼生理盐水溶液200mg/kg体重。③在实验第1天、第4天，大鼠分别皮下注射2%乙酰苯肼生理盐水溶液200mg/kg体重。注射乙酰苯肼生理盐水溶液第2天可见精神萎靡，行动迟缓，嗜睡，团缩弓腰，闭目，面、眼、耳、尾苍白发凉，血红蛋白急剧下降，至第3天、第4天达最低点，仅注射一次者注射后8～9天趋于恢复，三次注射者维持较低水平在末次注射3天以内，总时程15天后基本恢复正常。

3. 环磷酰胺致血虚模型　小鼠腹腔注射环磷酰胺100mg/kg体重，4天后外周血白细胞数明显下降。

4. 放射性损伤血虚证小鼠模型　用^{60}Coγ射线对小鼠全身照射1次，照射剂量为3.5Gy，照射后小鼠骨髓的造血功能受抑制，骨髓中的造血干祖细胞数量降低。

5. 再障血虚模型　①大鼠腹腔注射马利兰35mg/kg体重，可导致骨髓严重再生障碍。②家兔每日皮下注射纯苯0.5～1.0mL/kg体重，连续2周可引起再生障碍性贫血。③小鼠每日皮下注射纯苯0.5～1.0mL/kg体重，连续2～3周可引起再生障碍性贫血。

（五）脾虚动物模型

1. 泻下药脾虚动物模型

（1）大黄脾虚证动物模型　①小鼠灌胃100%大黄水煎液1mL/只，连续1～2周。②大鼠每次灌胃200%大黄水浸煎剂2.0～2.5mL/只，每日2次，连续2～3周。③大鼠灌胃15%大黄粉混悬液3～5mL/只，每日2次，连续2周。

（2）番泻叶致小鼠脾虚模型　①小鼠灌胃0.05g生药/mL番泻叶浸泡液0.2mL/10g体重，每日2次，连续20天。②小鼠灌胃番泻叶煎剂16.7g生药/kg体重，连续40天。

（3）芒硝致脾虚模型　①小鼠灌胃芒硝水溶液，给药剂量为16.7g生药/kg体重，连续40天。②大鼠灌胃芒硝水溶液4.9g生药/kg体重，连续30天。

（4）大黄加芒硝致脾虚模型　①小鼠灌胃大黄芒硝煎剂（大黄、芒硝比例6∶1）32.8g生药/kg体重，连续18天。②大鼠灌胃大黄芒硝煎剂（大黄、芒硝比例10∶1）26.8g生药/kg体重，连续30天。

（5）大承气汤致脾虚模型　①大鼠灌胃大承气汤煎液（大黄、芒硝、厚朴、枳实比例4:1:1.5:1.5）80g 生药/kg 体重，连续 9 天。②小鼠灌胃大承气汤煎液（大黄、芒硝、厚朴、枳实按 1:2:1:1）40～80g 生药/kg 体重，连续 5 天。

（6）**耗气破气中药致大鼠脾虚模型**　大鼠灌胃给予厚朴三物汤（将厚朴9g，枳实9g，大黄9g，常规水煎煮2次，合并水煎液，水浴浓缩至5.5g生药/mL。）55g 生药/kg 体重，连续 42 天。

2. 饮食失节致脾虚模型　小鼠喂饲甘蓝或白菜，并每间隔 2 天加喂猪脂一次，连续 9 天。

3. 泻下药加劳倦致脾虚模型　小鼠每日喂予大黄芒硝饲料（大黄、芒硝、基础饲料比例0.85:0.15:9.0），并于每日上午 8～12 点在振荡器上振荡 4 小时，连续 3 周。

4. 劳倦过度加饮食失节脾虚模型　大鼠单日喂甘蓝 10～15g/只，并在跑步机上跑步 5 分钟，双日灌胃给予猪油 2mL/只，连续 15 天。

5. 利血平致脾虚模型　①小鼠皮下注射利血平注射液 0.15～1mg/kg 体重，连续 7～14 天。②小鼠腹腔注射利血平注射液 0.25mg/kg 体重，连续 7 天。③小鼠灌胃给予利血平 1mg/kg 体重，连续 7 天。④大鼠肌肉注射利血平注射液 0.2mg/kg 体重，连续 3～5 天。⑤大鼠皮下注射利血平注射液 0.05mg/kg 体重，连续 6 天。

实验 16-1　当归补血汤对小鼠腹腔巨噬细胞吞噬功能的影响

【实验目的】学习检测巨噬细胞吞噬功能的方法；观察当归补血汤对小鼠腹腔巨噬细胞吞噬功能的影响。

【实验原理】巨噬细胞具有吞噬异物，处理抗原等多种功能。鸡红细胞作为一种异物（或抗原）注入小鼠腹腔后，巨噬细胞会将其吞噬并逐步消化。孵育一定时间后观察巨噬细胞吞噬鸡红细胞的数量，可反映机体非特异免疫功能状态。当归补血汤为临床常用补血方，具有补气生血功效，用于血虚发热证。本实验观察其对巨噬细胞吞噬功能的影响。

【实验器材】注射器，小鼠灌胃器，手术剪，手术镊，试管，显微镜，计数器，天平。

【实验药品】当归补血汤（黄芪配方颗粒、当归配方颗粒，配制为 0.165g 生药/mL），阿氏液，甲醇，0.9% 生理盐水，苦味酸。

【实验动物】KM 小鼠 6 只，清洁级，雄性，体重 18～22g。

【实验方法】

1. 分组与给药　取体重相近的小鼠 6 只，随机分为 2 组，分别为对照组与给药组，每组 3 只，苦味酸标记，用天平称重。给药组小鼠灌胃当归补血汤配方颗粒混悬液3.3g生药/kg 体重，给药容量为 0.2mL/10g 体重，对照组小鼠灌胃等容量蒸馏水，连续 10 天。

2. 处理与观察 末次给药40分钟后，各组小鼠腹腔注射5%鸡红细胞悬液0.5mL，10小时后将小鼠脱颈椎处死，仰位固定，消毒腹部，剪开皮肤，露出腹膜，经腹腔注入生理盐水2.5mL，轻揉腹部，以获得较多的巨噬细胞。用镊子提起腹膜，剪一小孔，用长颈吸管吸取腹腔液1mL置于试管中。混匀后，吸出少许滴于载玻片上0.2mL（液滴大小约为2cm×1.5cm）。将滴片置37℃温箱内孵育30分钟。在生理盐水中涮去浮于滴片上的鸡红细胞后，晾干，丙酮–甲醇（1:1）固定5分钟，用4%Giemas–Wright染液染色3~5分钟，冲洗，晾干，显微镜观察，每片计数巨噬细胞数200个，计算巨噬细胞吞噬百分率和吞噬指数。实验结束后，综合全实验室数据，进行分析比较。

$$吞噬百分率（\%）=\frac{吞噬鸡红细胞的巨噬细胞数}{200个巨噬细胞}\times100\%$$

$$吞噬指数=\frac{被吞噬的鸡红细胞总数}{200个巨噬细胞}$$

【实验结果】将实验结果填入记录表。

表16-2 当归补血汤对小鼠腹腔巨噬细胞吞噬功能的影响

组别	动物编号	给药剂量（g/kg体重）	吞噬百分率（%）	吞噬指数
对照组	1			
	2			
	3			
给药组	1			
	2			
	3			

【注意事项】

1. 鸡红细胞悬液的制备方法为：按无菌操作，自鸡翼下静脉取血，置于烧瓶中，加相当于血液量5倍的阿氏液（枸橼酸钠80g、枸橼酸0.5g、无水葡萄糖18.7g、氯化钠4.2g加蒸馏水至1000mL后过滤，以68.9kPa蒸汽压灭菌20分钟，4℃保存），摇匀，4℃贮存，可用2~4周。临用时吸取红细胞并以无菌生理盐水洗涤3次，前2次以1500rpm离心分离红细胞，最后1次以2000rpm离心，各5分钟，直至红细胞压积恒定，用生理盐水配成5%细胞悬液备用。

2. 在小鼠腹腔注入鸡红细胞后，如收集巨噬细胞时间太短，巨噬细胞吞噬鸡红细胞较少，过久则鸡红细胞已被消化，影响计数。故应采取适宜时间观察，一般在10小时后。

实验16-2 参麦注射液对小鼠迟发性超敏反应的影响

【实验目的】学习制备迟发性超敏反应模型的实验方法；观察参麦注射液对迟发性超敏反应的作用。

【实验原理】当抗原二硝基氟苯（DNFB）与动物皮肤接触后，可刺激T淋巴细胞转化、增殖至致敏淋巴细胞，经一定时间后（一般4～7日），再将该抗原涂于动物耳部或足部皮肤（称抗原攻击），则局部便产生迟发性超敏反应（DTH），一般于抗原攻击后24～48小时DTH反应达高峰，故于此时测定其耳或足部皮肤的肿胀度。参麦注射液由红参、麦冬组成，具有益气固脱，养阴生津等功效，用于治疗气阴两虚证，能够增强T淋巴细胞功能。

【实验器材】注射器，手术剪，8mm直径打孔器，分析天平，天平。

【实验药品】参麦注射液（20mL/支），1%二硝基氟苯（DNFB）丙酮麻油溶液，0.9%生理盐水，苦味酸。

【实验动物】KM小鼠6只，清洁级，雄性，体重18～22g。

【实验方法】

1. 分组与给药 取体重相近的6只小鼠，随机分为2组，分别为对照组与给药组，每组3只，苦味酸标记，天平称重。给药组小鼠腹腔注射参麦注射液0.2mL/10g体重，对照组腹腔注射等容量生理盐水，连续10天。

2. 处理与观察 第5天给药40分钟后，小鼠腹部脱毛，面积约3cm×3cm，将1%DNFB丙酮麻油溶液50μL均匀涂于其上致敏，5天后，将1%DNFB丙酮麻油溶液10μL均匀涂于小鼠左耳两面，进行攻击，右耳作对照。24小时后，脱颈椎处死小鼠，剪下左右耳壳，用8mm直径的打孔器冲下固定部位耳片，分析天平称重，以左右耳片重量之差为肿胀度。实验结束后，汇总全实验室结果，进行统计分析。

【实验结果】将实验结果填入记录表。

表16-3 参麦注射液对小鼠迟发性超敏反应的影响

组别	动物编号	左耳重量（mg）	右耳重量（mg）	肿胀度（mg）
对照组	1			
	2			
	3			
给药组	1			
	2			
	3			

【注意事项】

1. 小鼠腹部脱毛时应脱干净，且避免损伤皮肤。

2. DNFB应以丙酮麻油溶液作溶媒（丙酮：麻油＝1:1），且临用前新鲜配制。

实验16-3 参麦注射液对小鼠游泳时间的影响

【实验目的】学习小鼠游泳实验方法；观察参麦注射液的抗疲劳作用。

【实验原理】参麦注射液由人参、麦冬提纯制备而成，其主要成分为人参皂苷、有机酸等，能增强机体器官活动能力，调节和促进机体新陈代谢，补充机体阴阳气血不足而消除各种虚弱症候，对胸闷、心悸、乏力、多汗等均有明显疗效。本实验以小鼠游泳时间为指标，观察参麦注射液的抗疲劳作用。

【实验器材】 深度为 25cm 的玻璃缸，橡皮筋，曲别针，温度计，秒表，注射器，天平。

【实验药品】 参麦注射液（20mL/支），0.9%生理盐水，苦味酸。

【实验动物】 KM 小鼠 6 只，清洁级，雄性，体重 18~22g。

【实验方法】

1. 分组与给药 取禁食 12 小时体重相近的 6 只小鼠，随机分为 2 组，分别为对照组与给药组，每组 3 只，苦味酸标记，天平称重。给药组小鼠腹腔注射参麦注射液 20mL/kg 体重，对照组腹腔注射等容量生理盐水。

2. 处理与观察 给药后 40 分钟，分别在小鼠尾部束一个橡皮筋，橡皮筋上悬挂曲别针，使其重量达小鼠体重 10%。放入玻璃缸内游泳（水深 20cm，水温保持在 25℃ ± 1℃）。从把小鼠放入玻璃缸中起开始计时，直至小鼠头部沉入水中 10 秒不能浮出水面为止，即小鼠的游泳时间。实验结束后，汇总全实验室结果，进行统计分析。

【实验结果】 将实验结果填入记录表。

表 16 – 4　参麦注射液对小鼠游泳时间的影响

组别	动物编号	给药剂量（mL/kg 体重）	小鼠游泳时间（分钟）
对照组	1		
	2		
	3		
给药组	1		
	2		
	3		

【注意事项】

1. 实验最好单只游泳。

2. 水温应严格控制，水温如果升高到 28~30℃会使小鼠游泳时间明显延长。

3. 各组小鼠的负重应严格掌握。

实验 16 – 4　参麦注射液对小鼠耐常压缺氧的作用

【实验目的】 学习小鼠耐常压缺氧的实验方法；观察参麦注射液对机体耐常压缺氧能力的影响。

【实验原理】 缺氧对机体是一种不良刺激，影响机体各种代谢，最终会导致机体的心、脑等重要器官缺氧而死亡。参麦注射液具有益气固脱，养阴生津，生脉之功效，临床用于治疗气阴两虚型之休克、冠心病等。参麦注射液由红参、麦冬两味药组成。现代药理研究表明，人参具有"适应原"作用，能抗休克，抗疲劳，麦冬能抗心律失常、扩张外周血管，增强垂体肾上腺皮质系统作用，提高机体适应性。本实验观察参麦注射液对小鼠耐常压缺氧的作用。

【实验器材】250mL 磨口广口瓶，注射器，秒表，天平。

【实验药品】参麦注射液（20mL/支），钠石灰，凡士林，0.9%生理盐水，苦味酸。

【实验动物】KM 小鼠 6 只，清洁级，雄性，体重 18～22g。

【实验方法】

1. 分组与给药 取禁食 12 小时体重相近的 6 只小鼠，随机分为 2 组，分别为对照组与给药组，每组 3 只，苦味酸标记，天平称重。给药组小鼠腹腔注射参麦注射液 0.2mL/10g 体重，对照组腹腔注射等容量生理盐水。

2. 处理与观察 给药 40 分钟后，将小鼠放入盛有 10g 钠石灰的广口瓶内（每瓶放 1 只小鼠），用凡士林涂抹瓶口盖严，使之不漏气，立即计时。以呼吸停止为指标，观察小鼠存活时间。实验结束后，综合全实验室结果，进行统计分析。

【实验结果】将实验结果填入记录表。

表 16 – 5　参麦注射液对小鼠耐常压缺氧的作用

组别	动物编号	给药剂量（mL/kg 体重）	存活时间（分钟）
对照组	1		
	2		
	3		
给药组	1		
	2		
	3		

【注意事项】

1. 每瓶内只放 1 只小鼠。

2. 广口瓶瓶盖要密闭封严，以防漏气。

实验 16 – 5　参麦注射液对亚硝酸钠致小鼠缺氧的保护作用

【实验目的】学习亚硝酸钠致机体缺氧的实验方法；观察参麦注射液对机体缺氧的保护作用。

【实验原理】亚硝酸钠能使血红蛋白变成高铁血红蛋白，高铁血红蛋白不能携带氧，因此造成机体缺氧中毒。参麦注射液具有益气固脱，养阴生津，生脉之功效，临床用于治疗气阴两虚型之休克、冠心病等。参麦注射液由红参、麦冬两味药组成。现代药理研究表明，人参具有"适应原"作用，能抗休克，抗疲劳，麦冬能抗心律失常、扩张外周血管，增强垂体肾上腺皮质系统作用，提高机体适应性。本实验观察参麦注射液对亚硝酸钠致小鼠缺氧的保护作用。

【实验器材】秒表，注射器，天平。

【实验药品】参麦注射液（20mL/支），10%亚硝酸钠，0.9%生理盐水，苦味酸。

【实验动物】KM 小鼠 6 只，清洁级，雄性，体重 18～22g。

【实验方法】

1. 分组与给药 取体重相近的 6 只小鼠，随机分为 2 组，分别为对照组与给药组，每组 3 只，苦味酸标记，天平称重。给药组小鼠腹腔注射参麦注射液 0.2mL/10g 体重，对照组腹腔注射等容量生理盐水。

2. 处理与观察 给药后 40 分钟，分别给小鼠腹腔注射 10%亚硝酸钠溶液 200mg/kg 体重，立即按秒表记录小鼠存活时间。实验结束后，综合全实验室数据，进行统计分析。

【实验结果】将实验结果填入记录表。

表 16－6　参麦注射液对亚硝酸钠致小鼠缺氧的保护作用

组别	动物编号	给药剂量（mL/kg 体重）	死亡时间（分钟）
对照组	1		
	2		
	3		
给药组	1		
	2		
	3		

【注意事项】

1. 亚硝酸钠给药剂量必须准确，否则影响实验结果。
2. 小鼠死亡以呼吸停止为指标。

实验 16－6　消渴丸对正常大鼠糖耐量的影响

【实验目的】学习糖耐量测定方法；观察消渴丸对正常大鼠糖耐量的影响。

【实验原理】糖耐量测定是给动物不同的糖负荷（葡萄糖、蔗糖、淀粉）后，动态测定血糖变化的方法，是反映机体糖代谢变化的常用指标之一。消渴丸具有滋肾养阴，益气生津功效，用于气阴两虚型消渴病（多与非胰岛素依赖型糖尿病有关）。现代药理研究表明其有显著的降血糖作用。本实验观察其对正常大鼠糖耐量的影响。

【实验器材】血糖仪，血糖试纸，注射器，小鼠灌胃器，天平。

【实验药品】消渴丸（2.5g/10 丸），肾上腺素，苦味酸。

【实验动物】SD 或 Wistar 大鼠 6 只，清洁级，雄性，体重 180～220g。

【实验方法】

1. 分组与给药 取体重相近的 6 只大鼠，随机分为 2 组，分别为对照组与给药组，每组 3 只，苦味酸标记，天平称重。给药组大鼠每日灌胃消渴丸混悬液 1.3g/kg 体重，给药容量为 1mL/100 体重，对照组灌胃等容量蒸馏水，连续 7 天。

2. 处理与观察 末次给药后，大鼠禁食 12 小时，眼底静脉丛取血，测血糖，作为 0 时血糖值，然后给大鼠腹腔注射葡萄糖生理盐水 2.5g/kg 体重，分别于注射葡萄糖生理盐水后 30 分钟、60 分钟、120 分钟三个时间点眼底静脉丛取血，检测血糖值，并计算血糖曲线下面积（AUC）。实验结束后，汇合全实验室数据，进行统计分析。

$$AUC = \frac{1}{2}A + B + C + \frac{1}{2}D$$

（A、B、C、D 分别为 0 分钟、30 分钟、60 分钟、120 分钟血糖值）

【实验结果】将实验结果填入记录表。

表 16-7 消渴丸对正常大鼠糖耐量的影响

组别	动物编号	血糖值（mmoL/L）				AUC（mmol·h·L^{-1}）
		0 分钟	30 分钟	60 分钟	120 分钟	
对照组	1					
	2					
	3					
给药组	1					
	2					
	3					

【注意事项】
1. 葡萄糖注射量应准确。
2. 每只大鼠采血时间应准确，以减少时间误差。

实验 16-7 党参对樟柳碱致小鼠记忆获得障碍的改善作用（跳台法）

【实验目的】学习制备樟柳碱致记忆获得障碍模型的实验方法；用跳台法观察党参的益智作用。

【实验原理】跳台仪底部铺以铜栅，可通适当强度的电流，当小鼠在训练时，触电后跳上跳台可逃避电击，因而获得记忆。动物在训练前注射胆碱受体阻断剂——樟柳碱可造成记忆获得障碍，在一定时间内学习记忆能力下降，跳下潜伏期缩短，跳下次数增加。党参具有补中益气，健脾益肺的功效，现代药理学研究表明其具有明显益智作用。本实验观察党参对樟柳碱致小鼠记忆获得障碍的改善作用。

【实验器材】小鼠跳台仪，可调变压器，注射器，小鼠灌胃器，秒表，天平。

【实验药品】党参配方颗粒配制为 0.385g 生药/mL），0.1% 樟柳碱，0.9% 生理盐水，苦味酸。

【实验动物】KM 小鼠 9 只，清洁级，雄性，体重 18~22g。

【实验方法】

1. 分组与给药 取体重相近的 9 只小鼠，随机分为 3 组，每组 3 只，分别为正常组、模型组和给药组，苦味酸标记，用天平称重。给药组小鼠灌胃党参配方颗粒混悬液 7.7g 生药/kg 体重，给药容量为 0.2mL/10g 体重，正常组和模型组每日灌胃等容量蒸馏水，连续 7 天。

2. 处理与观察 末次给药前禁食 12 小时，末次给药 40 分钟后，模型组及给药组小鼠分别腹腔注射樟柳碱 10mg/kg 体重，给药容量为 0.1mL/10g 体重，正常组腹腔注射等容量生理盐水。10 分钟后对小鼠进行训练，先适应 3 分钟，然后通以 36V 电流。小鼠双足同时接触铜栅为触电，视为错误反应。训练 5 分钟并观察触电次数。24 小时后重新测试，观察小鼠记忆情况，测试时，先把小鼠放在跳台上，比较 5 分钟内错误次数及第一次跳下时间（潜伏期）作为记忆成绩。实验结束后，汇总全实验室结果，进行统计分析。

【实验结果】将实验结果填入记录表。

表 16－8 党参对樟柳碱所致小鼠记忆获得障碍的改善作用

组别	动物编号	5 分钟内错误次数（次）	潜伏期（秒）
正常组	1		
	2		
	3		
模型组	1		
	2		
	3		
给药组	1		
	2		
	3		

【注意事项】

1. 实验室应保持安静，光线不宜过强，室温应控制在 20～25℃。

2. 实验过程中要及时清理动物大小便，实验完成后跳台仪底部要彻底清洗。

实验 16－8 党参对乙醇致小鼠记忆再现障碍的改善作用（跳台法）

【实验目的】学习乙醇致记忆再现障碍模型的实验方法；用跳台法观察党参的益智作用。

【实验原理】40% 乙醇为中枢神经抑制药，可导致小鼠记忆再现障碍。跳台仪底部铺以铜栅，可通适当强度的电流，当小鼠在训练时，触电后跳上跳台可逃避电击，因而获得记忆。动物在测试前灌胃 40% 乙醇可造成记忆再现障碍，在一定时间内学习记忆能力下降，跳下潜伏期缩短，跳下次数增加。党参具有补中益气，健脾益肺的功效，现代药理学研究表明其具有明显益智作用。

【实验器材】小鼠跳台仪，可调变压器，注射器，小鼠灌胃器，秒表，天平。

【实验药品】党参配方颗粒（配制为 0.385g 生药/mL），40% 乙醇，苦味酸。

【实验动物】KM 小鼠 9 只，清洁级，雄性，体重 18~22g。

【实验方法】

1. 分组与给药 取体重相近的 9 只小鼠，随机分为 3 组，每组 3 只，分别为正常组、模型组和给药组，苦味酸标记，天平称重。给药组小鼠灌胃党参配方颗粒混悬液 7.7g 生药/kg 体重，给药容量为 0.2mL/10g 体重，正常组和模型组灌胃等容量蒸馏水，连续 7 天。

2. 处理与观察 末次给药 40 分钟后，对小鼠进行训练，先适应 3 分钟，然后通以 36V 电流。小鼠双足同时接触铜栅为触电，视为错误反应。训练 5 分钟并观察触电次数。24 小时后测试，测试前 30 分钟模型组、给药组小鼠分别灌胃 40% 乙醇 0.2mL/10g 体重，正常组灌胃等容量蒸馏水。测试时，先把小鼠放在跳台上，比较 5 分钟内错误次数及第一次跳下时间（潜伏期）作为记忆指标。实验结束后，综合全实验室结果，进行分析比较。

【实验结果】将实验结果填入数据表。

表 16-9 党参对乙醇致小鼠记忆再现障碍的改善作用

组别	动物编号	5 分钟内错误次数（次）	潜伏期（秒）
正常组	1		
	2		
	3		
模型组	1		
	2		
	3		
给药组	1		
	2		
	3		

【注意事项】

1. 实验室应保持安静，光线不宜过强，室温应控制在 20~25℃。

2. 实验过程中要及时清理动物大小便，实验完成后跳台仪底部要彻底清洗。

实验 16-9 右归丸对氢化可的松致阳虚小鼠的改善作用

【实验目的】学习氢化可的松阳虚模型的实验方法；观察右归丸对氢化可的松阳虚小鼠模型的影响。

【实验原理】大剂量糖皮质激素多日使用，可使动物全身处于耗竭状态，出现体重下降、基础代谢降低、拱背少动、竖毛等，与人类阳虚证类似。通过长期大剂量注射氢化可的松复制阳虚动物模型。右归丸具有温补肾阳，填精益髓的功效；用于肾阳不足，命门火衰，症见神疲气怯，畏寒肢冷，腰膝酸软等。

【实验器材】深度为 25cm 的玻璃缸，橡皮筋，曲别针，温度计，注射器，小鼠灌胃器，秒表，天平。

【实验药品】右归丸（9g/丸），氢化可的松（20mg/片），0.9% 生理盐水，苦味酸。

【实验动物】KM 小鼠 9 只，清洁级，雄性，体重 18～22g。

【实验方法】

1. 分组与给药 取体重相近的小鼠 9 只，随机分为 3 组，分别为正常组、模型组及给药组，苦味酸标记，天平称重。给药组小鼠灌胃右归丸混悬液 7g/kg 体重，给药容量为 0.2mL/10g 体重，正常组和模型组灌胃等容量蒸馏水，连续 7 天。

2. 处理与观察 给药同时，模型组及给药组小鼠分别肌肉注射氢化可的松 1.25mg/只，正常组肌肉注射等容量生理盐水，连续 7 天。末次给药 40 分钟后，分别在小鼠尾部束一个橡皮筋，橡皮筋上悬挂曲别针，使其重量达小鼠体重 10%。放入玻璃缸内游泳（水深 20cm，水温保持在 25℃±1℃）。从把小鼠放入玻璃缸中起开始计时，直至小鼠头部沉入水中 10 秒不能浮出水面为止，即小鼠的游泳时间。实验结束后，汇总全实验室结果，进行统计分析。

【实验结果】将实验结果填入记录表。

表 16-10　右归丸对氢化可的松致阳虚小鼠游泳时间的影响

组别	动物编号	给药剂量（g/kg 体重）	游泳时间（分钟）
正常组	1		
	2		
	3		
模型组	1		
	2		
	3		
给药组	1		
	2		
	3		

【注意事项】

1. 实验最好单只游泳。

2. 水温应严格控制，水温如果升高到 28～30℃ 会使小鼠游泳时间明显延长。

3. 各组小鼠负重应严格掌握。

实验 16-10　人参对限食法致小鼠气虚模型的影响

【实验目的】学习限食法致小鼠气虚模型的实验方法；观察人参对气虚小鼠游泳时间的影响。

【实验原理】根据"饥则损气"的中医理论，通过限制小鼠食量，制成小鼠气虚模型。人参具有大补元气，复脉固脱，补脾益肺等功效；临床用于劳伤虚损、食少、倦怠等一切气血津液不足之证。

【实验器材】深度为 25cm 的玻璃缸，橡皮筋，曲别针，温度计，注射器，小鼠灌胃器，秒表，天平。

【实验药品】人参配方颗粒（配制为 0.13g 生药/mL），苦味酸。

【实验动物】KM 小鼠 9 只，清洁级，雄性，体重 18～22g。

【实验方法】

1. 分组与给药　取体重相近的小鼠 9 只，随机分为 3 组，每组 3 只，分别为正常组、模型组与给药组。给药组灌胃人参配方颗粒混悬液 2.6g 生药/kg 体重，给药容量为 0.2mL/10g 体重，正常组及模型组灌胃等容量蒸馏水，连续 7 天。

2. 处理与观察　给药期间，正常组小鼠正常饲养，模型组及给药组控制小鼠饲料量，每日 100g/kg 体重，连续 7 天。末次给药 40 分钟后，分别在小鼠尾部束一个橡皮筋，橡皮筋上悬挂曲别针，使其重量达小鼠体重 10%。放入玻璃缸内游泳（水深 20cm，水温保持在 25℃ ±1℃）。从把小鼠放入玻璃缸中起开始计时，直至小鼠头部沉入水中 10 秒不能浮出水面为止，即小鼠的游泳时间。实验结束后，汇总全实验室结果，进行统计分析。

【实验结果】将实验结果填入记录表。

表 16 – 11　人参对限食法致小鼠气虚模型的影响

组别	动物编号	给药剂量（g 生药/kg 体重）	游泳时间（分钟）
正常组	1		
	2		
	3		
模型组	1		
	2		
	3		
给药组	1		
	2		
	3		

【注意事项】

1. 实验最好单只游泳。

2. 水温应严格控制，水温如果升高到 28～30℃会使小鼠游泳时间明显延长。

3. 各组小鼠负重应严格掌握。

实验 16 - 11　当归补血汤对环磷酰胺致小鼠血虚模型的影响

【实验目的】学习环磷酰胺致小鼠血虚模型的实验方法；观察当归补血汤对环磷酰胺所致小鼠血虚模型的影响。

【实验原理】利用注射环磷酰胺可造成实验动物外周白细胞减少的原理，复制血虚动物模型。当归补血汤为临床常用补血方，具有补气生血功效，用于血虚发热证。

【实验器材】血细胞自动分析仪，注射器，小鼠灌胃器，眼科弯镊，天平。

【实验药品】当归补血汤（黄芪配方颗粒、当归配方颗粒，配制为 0.165g 生药/mL），环磷酰胺，0.9% 生理盐水，苦味酸。

【实验动物】KM 小鼠 9 只，清洁级，雄性，体重 18 ~ 22g。

【实验方法】

1. 分组与给药　取体重相近小鼠 9 只，随机分为 3 组，分别为正常组、模型组与给药组，每组 3 只，苦味酸标记，天平称重。给药组小鼠灌胃当归补血汤配方颗粒混悬液 3.3g 生药/kg 体重，给药容量为 0.2mL/10g 体重，正常组和模型组灌胃等容量蒸馏水，连续 7 天。

2. 处理与观察　实验第 3 天，模型组及给药组小鼠一次性腹腔注射环磷酰胺 100mg/kg 体重，给药容量为 0.1mL/10g 体重，正常组腹腔注射等容量生理盐水。末次给药 40 分钟后，各组小鼠分别眶静脉取血，稀释后用全自动血细胞分析仪进行外周血细胞计数。实验结束后，综合全实验室数据，进行统计分析。

【实验结果】将实验结果填入记录表。

表 6 - 12　当归补血方对环磷酰胺致小鼠血虚模型的影响

组别	动物编号	白细胞数 ($\times 10^9$/L)	红细胞数 ($\times 10^{12}$/L)	血小板数 ($\times 10^9$/L)	血红蛋白 (g/L)
正常组	1				
	2				
	3				
模型组	1				
	2				
	3				
给药组	1				
	2				
	3				

【注意事项】

1. 环磷酰胺应临用前新鲜配制。

2. 采血管采血应准确。

实验 16 – 12 四物汤对失血性血虚小鼠的补血作用

【实验目的】学习失血性血虚小鼠模型的造模方法；观察四物汤对失血性血虚模型小鼠的影响。

【实验原理】失血性血虚是人工造成动物失血，使动物血液中红细胞（RBC）数减少，血红蛋白（Hb）含量降低。四物汤为临床常用补血方，具补血和血功效，用于营血虚滞证。

【实验器材】血细胞自动分析仪，注射器，小鼠灌胃器，手术剪，眼科弯镊，天平。

【实验药品】四物汤（白芍配方颗粒、当归配方颗粒、熟地配方颗粒、川芎配方颗粒，配制为 0.45g 生药/mL），苦味酸。

【实验动物】KM 小鼠 9 只，清洁级，雄性，体重 18～22g。

【实验方法】

1. 分组与给药　取体重相近的小鼠 9 只，随机分为 3 组，分别为正常组、模型组与给药组，每组 3 只，苦味酸标记，天平称重。给药组小鼠灌胃四物汤配方颗粒混悬液 9g 生药/kg 体重，给药容量为 0.2mL/10g 体重，正常组及模型组灌胃等容量蒸馏水，连续 7 天。

2. 处理与观察　末次给药后 40 分钟，给药组和模型组小鼠各剪尾放血 0.5mL。失血 24 小时后，分别眶静脉采血，稀释后用全自动血细胞分析仪进行外周血细胞计数。实验结束后，汇总全实验室数据，进行分析比较。

【实验结果】将实验结果填入记录表。

表 16 – 13　四物汤对失血性血虚小鼠的影响

组别	动物编号	白细胞数（×10^9/L）	红细胞数（×10^{12}/L）	血小板数（×10^9/L）	血红蛋白（g/L）
正常组	1 2 3				
模型组	1 2 3				
给药组	1 2 3				

【注意事项】
采血管采血应准确。

实验 16 - 13　复方阿胶浆对乙酰苯肼致血虚大鼠的影响

【实验目的】学习乙酰苯肼致大鼠血虚模型的实验方法；观察复方阿胶浆对乙酰苯肼致血虚模型小鼠的影响。

【实验原理】乙酰苯肼具有强氧化性，能够破坏红细胞膜，造成溶血性贫血，因而可以利用乙酰苯肼复制大鼠血虚模型。复方阿胶浆具有补气养血功效，用于气血两虚，头晕目眩，心悸失眠，食欲不振及贫血。

【实验器材】血细胞自动分析仪，注射器，小鼠灌胃器，眼科弯镊，天平。

【实验药品】复方阿胶浆（20mL/支），2% 乙酰苯肼，0.9% 生理盐水，苦味酸。

【实验动物】SD 或 Wistar 大鼠 9 只，清洁级，雄性，体重 180 ~ 220g。

【实验方法】

1. 分组及给药　取体重相近的大鼠 9 只，随机分为 3 组，分别为正常组、模型组与给药组，每组 3 只，苦味酸标记，天平称重。给药组大鼠灌胃复方阿胶浆 1mL/100g 体重，正常组及模型组灌胃等容量蒸馏水，连续 10 天。

2. 处理与观察　除正常组大鼠外，模型组及给药组大鼠分别在实验第 1、4、7 天皮下注射 2% 乙酰苯肼生理盐水溶液，剂量分别为 200mg/kg 体重、100mg/kg 体重、100mg/kg 体重。第 10 天末次给药 40 分钟后，眶后静脉取血，稀释后用全自动血细胞分析仪进行外周血细胞计数。实验结束后，汇总全实验室数据，进行分析比较。

【实验结果】将实验结果填入记录表。

表 16 - 14　复方阿胶浆对乙酰苯肼致血虚大鼠的影响

组别	动物编号	白细胞数 ($\times 10^9$/L)	红细胞数 ($\times 10^{12}$/L)	血小板数 ($\times 10^9$/L)	血红蛋白 （g/L）
正常组	1				
	2				
	3				
模型组	1				
	2				
	3				
给药组	1				
	2				
	3				

【注意事项】

1. 乙酰苯肼应临用前新鲜配制。

2. 采血管采血应准确。

参 考 文 献

[1] 李仪奎. 中药药理实验方法学 [M]. 上海：上海科学技术出版社，1991：155 – 160.

[2] 陈奇. 中药药理实验方法学 [M]. 北京：人民卫生出版社，2006：743 – 761.

[3] 马辉，许艳丽，李庆忠. 七味地黄丸对增强小鼠机体生理功能的研究 [M]. 中医药信息，2008，25（3）：39.

[4] 李仪奎. 中药药理实验方法学 [M]. 上海：上海科学技术出版社，1991：231 – 237.

[5] 李仪奎. 中药药理实验方法学 [M]. 2 版. 上海：上海科学技术出版社，2006：603 – 607，992 – 996.

[6] 桂常青，黄志力，宋建国. 全龟胶囊对肾阴虚小鼠模型的治疗作用 [J]. 安徽医学，1998，19（6）：17 – 19.

[7] 刘旭光. 阴虚阳虚大鼠促肾上腺皮质激素及皮质酮昼夜节律的差异研究 [J]. 四川中医，2002，20（1）：6 – 8.

[8] 杨敬宁. 沙参麦冬汤对阴虚大鼠免疫功能的影响 [J]. 实用中医药杂志，2005，21（12）：715 – 716.

[9] 杨翠平. 温热药造小鼠阴虚模型的建立及其对小鼠免疫方面的影响 [J]. 四川中医，2004，10（11）：15.

[10] 陈家旭，陈易新，季绍良，等. 泻下、劳倦因素致脾气虚下鼠下丘脑、血浆 NPY 含量的变化 [J]. 北京中医药大学学报，2002，25（6）：22 – 24.

[11] 田道法，周小军，唐发清，等. 气虚证模型大鼠鼻咽组织 cDNA 阵列 C 区基因表达谱特征及其对治疗的反应 [J]. 中国中西医结合耳鼻咽喉科杂志，2003，11（1）：8 – 10.

[12] 李萍，杨丽彩，徐宝婴，等. 气虚血瘀大鼠慢性伤口模型的研究——阿霉素对大鼠伤口的影响 [J]. 中国中医基础医学杂志，1998，4（6）：57 – 59.

[13] 刘士敬，朱倩. 大鼠胃饲秋水仙碱脾气虚模型研究 [J]. 中医杂志，1997，38（5）：300 – 302.

[14] 王钢，孙伟，曾安平，等. 健脾益肾补气法治疗慢性肾炎气虚证的临床和实验研究 [J]. 南京中医药大学学报，1997，13（6）：333 – 335.

[15] 贲长恩. "血虚"动物模型的创建及实验研究 [J]. 北京实验动物科学与管理，1994，11（3）：5 – 10.

[16] 谭洪玲，马增春，高月，等. 四物汤对血虚证小鼠骨髓细胞 CD34 抗原表达的影响 [J]. 中药新药与临床药理，2002，13（1）：11 – 13.

[17] 宁炼，陈长勋，金若敏，等. 当归补血汤促进造血功能的成分及其作用的研

究［J］.中国中药杂志，2002，27（1）：50－53.

［18］梁毅，方碧琴，鲁新华，等.血虚证小鼠模型骨髓细胞红系祖细胞、粒单系祖细胞变化规律及中药复方对其的影响［J］.湖北中医学院学报，2001，3（3）：13－15.

［19］郭显椿，张生福，毛绍振，等.小白鼠脾虚证模型的复制及某些生理功能的试验观察［J］.中兽医医药杂志，2000（5）：4－6.

［20］阚甸嘉，腾静茹，傅湘琦，等.用耗气破气理论塑造脾气虚动物模型［J］.吉林中医药，1990（2）：32－34.

［21］黄炳山，毛翼楷，范隆昌，等.饮食失节所致的脾虚动物模型及中药治疗观察［J］.中西医结合杂志，1983，3（5）：295－296.

［22］梁嵘，杨维益，文平，等.用泻下与劳倦因素塑造大鼠"脾气虚"证模型［J］.北京中医学院学报，1992，15（4）：33－35.

［23］谢仰洲，陈琦涛，谢宗岑，等.用过劳和饮食失节法塑造大白鼠脾气虚证模型的研究——生化免疫病理和超微结构的观察［J］.中医杂志，1987，28（5）：57－60.

附录一　关于善待实验动物的指导性意见

第一章　总　则

第一条　为了提高实验动物管理工作质量和水平，维护动物福利，促进人与自然和谐发展，适应科学研究、经济建设和对外开放的需要，根据《实验动物管理条例》，提出本意见。

第二条　本意见所称善待实验动物，是指在饲养管理和使用实验动物过程中，要采取有效措施，使实验动物免遭不必要的伤害、饥渴、不适、惊恐、折磨、疾病和疼痛，保证动物能够实现自然行为，受到良好的管理与照料，为其提供清洁、舒适的生活环境，提供充足的、保证健康的食物、饮水，避免或减轻疼痛和痛苦等。

第三条　本意见适用于以实验动物为工作对象的各类组织与个人。

第四条　各级实验动物管理部门负责对本意见贯彻落实情况进行管理和监督。

第五条　实验动物生产单位及使用单位应设立实验动物管理委员会（或实验动物道德委员会、实验动物伦理委员会等）。其主要任务是保证本单位实验动物设施、环境符合善待实验动物的要求，实验动物作业人员得到必要的培训和学习，动物实验实施方案设计合理，规章制度齐全并能有效实施，并协调本单位实验动物的应用者之间尽可能合理地使用动物以减少实验动物的使用数量。

第六条　善待实验动物包括倡导"减少、替代、优化"的"3R"原则，科学、合理、人道地使用实验动物。

第二章　饲养管理过程中善待实验动物的指导性意见

第七条　实验动物生产、经营单位应为实验动物提供清洁、舒适、安全的生活环境。饲养室内环境指标不得低于国家标准。

第八条　实验动物笼具、垫料质量应符合国家标准。笼具应定期清洗、消毒；垫料应灭菌、除尘，定期更换，保持清洁、干爽。

第九条　各类动物所占笼具最小面积应符合国家标准，保证笼具内每只动物都能实现自然行为，包括转身、站立、伸腿、躺卧、舔梳等。笼具内应放置供实验动物活动嬉戏的物品。孕、产期实验动物所占用笼具面积，至少应达到该种动物所占笼具最小面积的110%以上。

第十条　对于非灵长类实验动物及犬、猪等天性喜爱运动的实验动物、种用动物应有运动场地定时遛放。运动场地内应放置适于该种动物玩耍的物品。

第十一条　饲养人员不得戏弄或虐待实验动物。在抓取动物时，应方法得当，态度温和，动作轻柔，避免引起动物的不安、惊恐、疼痛和损伤。在日常管理中，应定期对动物进行观察，若发现动物行为异常，应及时查找原因，采取有针对性的必要措施予以改善。

第十二条　饲养人员应根据动物食性和营养需要，给予动物足够的饲料和清洁的饮水。其营养成分、微生物控制等指标必须符合国家标准。

应充分满足实验动物妊娠期、哺乳期、术后恢复期对营养的需要。

对实验动物饮食、饮水进行限制时，必须有充分的实验和工作理由，并报实验动物管理委员会（或实验动物道德委员会、实验动物伦理委员会等）批准。

第十三条　实验犬、猪分娩时，宜有兽医或经过培训的饲养人员进行监护，防止发生意外。对出生后不能自理的幼仔，应采取人工喂乳、护理等必要的措施。

第三章　应用过程中善待实验动物的指导性意见

第十四条　实验动物应用过程中，应将动物的惊恐和疼痛减少到最低程度。实验现场避免无关人员进入。

在符合科学原则的条件下，应积极开展实验动物替代方法的研究与应用。

第十五条　在对实验动物进行手术、解剖或器官移植时，必须进行有效麻醉。术后恢复应根据实际情况，进行镇痛和有针对性的护理及饮食调理。

第十六条　保定实验动物时，应遵循"温和保定，善良抚慰，减少痛苦和应激反应"的原则。保定器具应结构合理、规格适宜、坚固耐用、环保卫生、便于操作。在不影响实验的前提下，对动物身体的强制性限制宜减少到最低程度。

第十七条　处死实验动物时，须按照人道主义原则实施安乐死术。处死现场，不宜有其他动物在场。确认动物死亡后，方可妥善处置尸体。

第十八条　在不影响实验结果判定的情况下，应选择"仁慈终点"，避免延长动物承受痛苦的时间。

第十九条　灵长类实验动物的使用仅限于非用灵长类动物不可的实验。除非因伤病不能治愈而备受煎熬者，猿类灵长类动物原则上不予处死，实验结束后单独饲养，直至自然死亡。

第四章　运输过程中善待实验动物的指导性意见

第二十条　实验动物的国内运输应遵循国家有关活体动物运输的相关规定；国际运输应遵循相关规定，运输包装应符合 IATA 的要求。

第二十一条　实验动物运输应遵循的规则

1. 通过最直接的途径本着安全、舒适、卫生的原则尽快完成。

2. 运输实验动物，应把动物放在合适的笼具里，笼具应能防止动物逃逸或其他动物进入，并能有效防止外部微生物侵袭和污染。

3. 运输过程中，能保证动物自由呼吸，必要时应提供通风设备。

4. 实验动物不应与感染性微生物、害虫及可能伤害动物的物品混装在一起运输。

5. 患有伤病或临产的怀孕动物，不宜长途运输，必须运输的，应有监护和照料。

6. 运输时间较长的，途中应为实验动物提供必要的饮食和饮用水，避免实验动物过度饥渴。

第二十二条　实验动物的运输应注意的事项

1. 在装、卸过程中，实验动物应最后装上运输工具。到达目的地时，应最先离开运输工具。

2. 地面或水陆运送实验动物，应有人负责照料；空运实验动物，发运方应将飞机航班号、到港时间等相关信息及时通知接收方，接收方接收后应尽快运送到最终目的地。

3. 高温、高热、雨雪和寒冷等恶劣天气运输实验动物时，应对实验动物采取有效的防护措施。

4. 地面运送实验动物应使用专用运输工具，专用运输车应配置维持实验动物正常呼吸和生活的装置及防震设备。

5. 运输人员应经过专门培训，了解和掌握有关实验动物方面的知识。

第五章　善待实验动物的相关措施

第二十三条　生产、经营和使用实验动物的组织和个人必须取得相应的行政许可。

第二十四条　使用实验动物进行研究的科研项目，应制定科学、合理、可行的实施方案。该方案经实验动物管理委员会（或实验动物道德委员会、实验动物伦理委员会等）批准后方可组织实施。

第二十五条　使用实验动物进行动物实验应有益于科学技术的创新与发展；有益于教学及人才培养；有益于保护或改善人类及动物的健康及福利或有其他科学价值。

第二十六条　各级实验动物管理部门应根据实际情况制定实验动物从业人员培训计划并组织实施，保证相关人员了解善待实验动物的知识和要求，正确掌握相关技术。

第二十七条　有下列行为之一者，视为虐待实验动物。情节较轻者，由所在单位进行批评教育，限期改正；情节较重或屡教不改者，应离开实验动物工作岗位；因管理不妥屡次发生虐待实验动物事件的单位，将吊销单位实验动物生产许可证或实验动物使用许可证。

1. 非实验需要，挑逗、激怒、殴打、电击或用有刺激性食品、化学药品、毒品伤害实验动物的；

2. 非实验需要，故意损害实验动物器官的；

3. 玩忽职守，致使实验动物设施内环境恶化，给实验动物造成严重伤害、痛苦或死亡的；

4. 进行解剖、手术或器官移植时，不按规定对实验动物采取麻醉或其他镇痛措施的；

5. 处死实验动物不使用安死术的；

6. 在动物运输过程中，违反本意见规定，给实验动物造成严重伤害或大量死亡的；

7. 其他有违善待实验动物基本原则或违反本意见规定的。

第六章　附　则

第二十八条　相关术语

1. 实验动物：是指经人工饲育，对其携带的微生物实行控制，遗传背景明确或者来源清楚的用于科学研究、教学、生产、检定及其他科学实验的动物。

2. "3R"（减少、替代、优化）原则：

减少（Reduction）：是指如果某一研究方案中必须使用实验动物，同时又没有可行的替代方法，则应把使用动物的数量降低到实现科研目的所需的最小量。

替代（Replacement）：是指使用低等级动物代替高等级动物，或不使用活着的脊椎动物进行实验，而采用其他方法达到与动物实验相同的目的。

优化（Refinement）：是指通过改善动物设施、饲养管理和实验条件，精选实验动物、技术路线和实验手段，优化实验操作技术，尽量减少实验过程对动物机体的损伤，减轻动物遭受的痛苦和应激反应，使动物实验得出科学的结果。

3. 保定：为使动物实验或其他操作顺利进行而采取适当的方法或设备限制动物的行动，实施这种方法的过程叫保定。

4. 安死术：是指用公众认可的、以人道的方法处死动物的技术。其含义是使动物在没有惊恐和痛苦的状态下安静地、无痛苦地死亡。

5. 仁慈终点：是指动物实验过程中，选择动物表现疼痛和压抑的较早阶段为实验的终点。

第二十九条　本意见由科学技术部负责解释。

第三十条　本意见自发布之日起执行。

附录二 中药药理学实验常用数据

附表1 不同实验动物肠道各部分的长度

类别	单位	全长	小肠	盲肠	大肠
犬	m	2.2~5.0	2.0~4.8	0.12~0.15	0.6~0.8
猫	m	1.2~1.7	0.9~1.2	0.30~0.45	0.30~0.45
家兔	cm	98.2~101.8	60.1~61.7	10.8~11.4	27.3~28.7
豚鼠	cm	98.5~102.7	58.4~59.6	4.3~4.9	35.8~37.2
大鼠	cm	99.4~100.8	80.5~81.1	2.7~2.9	16.2~16.8
小鼠	cm	99.3~100.7	76.5~77.3	3.4~3.6	19.4~19.8
猪	m	18.2~25.0	15.0~21.0	0.2~0.4	3.0~3.5

资料来源：刘军须，徐增年. 实验动物管理与使用 [M]. 石家庄：河北科学技术出版社，2008：237.

附表2 实验动物脏器平均重量

动物种		平均体重（g）	肝脏（%）	脾脏（%）	肾脏（%）	心脏（%）	肺（%）	脑（%）	甲状腺（%）	肾上腺（%）	下垂体（%）	睾丸（%）
小鼠		29	5.18	0.38	0.88	0.50	0.74	1.42	0.01	0.0168	0.0074	0.5989
大鼠		201~300	4.07	0.43	0.74	0.38	0.79	0.29	0.0097	♂0.015 ♀0.023	♂0.0025 ♀0.0041	0.87
豚鼠		361.5	4.48	0.15	0.86	0.37	0.67	0.92	0.0161	0.0512	0.0026	0.5255
家兔	♂	2900	2.09	0.31	0.25	0.27	0.60	0.39	0.0310	0.011	0.0017	0.174
	♀	2975	2.52	0.30	0.25	0.29	0.43	0.35	0.0202	0.0089	0.0010	
金黄地鼠		120	5.16	0.46	0.53	0.47	0.61	0.88	0.006	0.02	0.03	0.81
犬		13000	2.94	0.54	0.30	0.85	0.94	0.59	0.02	0.01	♂0.0007 ♀0.0008	0.2
猫		3300	3.59	0.29	1.07	0.45	1.04	0.77	0.01	0.12		
猕猴	♂	3300	2.66	0.29	0.61	0.34	0.53	2.78	0.001	0.02	0.0014	0.5422
	♀	3600	3.19		0.70	0.29	0.79	2.57		0.03		

资料来源：刘军须，徐增年. 实验动物管理与使用 [M]. 石家庄：河北科学技术出版社，2008：238.

附表3　非挥发性麻醉药对实验动物的常用量（mg/kg）

药物常用浓度（g/dL）	小鼠	大鼠	豚鼠	家兔	猫	狗	麻醉持续时间与特点
戊巴比妥钠(1～4)	40～50 (IP)	40～50 (IP)	40～50 (IP)	25～30 (IV) 30～40 (IP)	30～40 (IP)	25～30 (IV) 30～40 (IP)	2～4小时，注射后作用迅速，静注宜慢，注射过快可使呼吸抑制而死亡。雄鼠体内代谢快，麻醉时间比雌鼠短
硫喷妥钠(2～4)		25（IV） 50～80 (IP)		20～30 (IV)	30～50 (IV)	20～30 (IV)	0.5小时，用于手术动物，静注宜慢，以免呼吸抑制而死亡，连续用药有蓄积作用
苯巴比妥钠（10）		100～110 (SC)		100～150 (IP, IV)	140～160 (IP)	90～120 (IP, IV)	8～12小时，需经15～20分钟才进入麻醉，麻醉较稳定
乌拉坦（25）	1000～1500 (IP)	1000～1500 (IP)	1000～1200 (IV) 1000～1500 (IP)	1000～1200 (IV) 1000～1500 (IP)	1200～1500 (IP)	1000 (IV)	2～4小时，对呼吸和神经反射影响小，但可降低血压
水合氯醛（10）	350 (IP)	350 (IP)					5～8小时，对呼吸和体温影响较小，安全，但可抑制心功能

注：IV：静脉注射；IP：腹腔注射；SC：皮下注射。

资料来源：陈奇．中药药理实验方法［M］．北京：人民卫生出版社，1994：210.

附表4　常用营养液的组成和配制（1000mL）

成分及储备液浓度	生理盐水	任氏液	任–洛氏液	台氏液	克氏液	戴克降氏液
NaCl	9g	6.5g	9g	8g	6.9g	9g
KCl 0.1g/mL		0.14g	0.42g	0.2g	0.35g	0.42g
$MgSO_4 \cdot 7H_2O$ 0.1g/mL				0.26g	0.29g	
$NaH_2PO_4 \cdot 2H_2O$ 0.05g/mL		0.0065g		0.065g		
KH_2PO_4 0.1g/mL					0.16g	
$NaHCO_3$		0.2g	0.5g	1g	2.1g	0.5g
$CaCl_2$ 0.094g/mL		0.12g	0.24g	0.20g	0.28g	0.06g
葡萄糖		2g	1g	1g	2g	0.5g

附表 5 常用实验动物的生殖和生理常数

指标		小鼠	大鼠	豚鼠	家兔	猫	狗
适用体重（kg）		0.018～0.025	0.12～0.20	0.2～0.5	1.5～2.5	2～3	5～15
寿命（年）		1.5～2.0	2.0～3.5	6～8	4～9	8～10	10～15
性成熟年龄(月)		1.2～1.7	2～8	4～6	5～6	6～8	8～10
性周期（天）		4～5	4～5	15～18	刺激排卵	春、秋各1次	1～2月和6～8月
妊娠期（天）		18～21（19）	22～24(23)	62～68(66)	28～33(30)	52～60（56）	58～65
产仔数（只）		4～15（10）	8～15（10）	1～6（4）	4～10（7）	3～6	4～10
哺乳期（周）		3	3	3	4～6	4～6	4～6
平均体温（℃）		37.4	38.0	39.0	39.0	38.5	38.5
呼吸（次/分钟）		136～216	100～150	100～150	50～90	30～50	20～30
心率（次/分钟）		400～600	250～400	180～250	150～220	120～180	100～200
血压（kPa, mmHg）		12.7～16.7 (95～125)	13.3～16.0 (100～120)	10.0～12.0 (75～90)	10.0～14.0 (75～105)	10.0～17.3 (75～130)	9.3～16.7 (25～70)
血量（mL/100g 体重）		7.8	6.0	5.8	7.2	7.2	7.8
红细胞（×10^{12}/L）		7.7～12.5	7.2～9.6	4.5～7.0	4.5～7.0	6.5～9.5	4.5～7.0
血红蛋白（g/L）		100～190	120～170	110～165	80～150	70～155	110～180
血小板（×10^9/L）		60～110	50～100	68～87	38～52	10～50	10～60
白细胞总数（×10^9/L）		6.0～10.0	6.0～15.0	8.0～12.0	7.0～11.3	14.0～18.0	9.0～13.0
白细胞分类（%）	嗜中性	12～44	9～34	22～50	26～52	44～82	62～80
	嗜酸性	0～5	1～6	5～12	1～4	2～11	2～24
	嗜碱性	0～1	0～1.5	0～2	1～3	0～0.5	0～2
	淋巴	54～85	65～84	36～64	30～82	15～44	10～28
	大单核	0～15	0～5	3～13	1～4	0.5～0.7	3～9

资料来源：陈奇. 中药药理实验方法［M］. 北京：人民卫生出版社，1994：212.